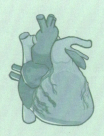

本书由以下项目资助：

上海市宝山区科学技术协会（项目编号 2-L005）
上海市宝山区医学重点学（专）科建设项目（项目编号 BSZK-2023-A13）
上海市宝山区科学技术委员会医学卫生项目（项目编号 2024-E-48）

心脏健康守护

防治冠心病实用手册

◎ 主编

江小艳 吴 燕 张 华

李岩松 石 蕾

上海大学出版社

图书在版编目（CIP）数据

心脏健康守护：防治冠心病实用手册 / 江小艳等主编. -- 上海：上海大学出版社，2025.3. -- （健康科普，你我同行）. -- ISBN 978-7-5671-5215-1

Ⅰ. R541.4-62

中国国家版本馆 CIP 数据核字第 2025QL5065 号

策划编辑　陈　露
责任编辑　高亚雪
书籍设计　缪炎栩
技术编辑　金　鑫　钱宇坤

心脏健康守护：
防治冠心病实用手册

江小艳 吴燕 张华 李岩松 石蕾 主编

出版发行	上海大学出版社出版发行
地　　址	上海市上大路 99 号
邮政编码	200444
网　　址	www.shupress.cn
发行热线	021-66135109
出 版 人	余洋
印　　刷	上海颛辉印刷厂有限公司印刷
经　　销	各地新华书店
开　　本	787mm×1092mm　1/32
印　　张	5.25
字　　数	115 千
版　　次	2025 年 3 月第 1 版
印　　次	2025 年 3 月第 1 次
书　　号	ISBN 978-7-5671-5215-1/R·108
定　　价	45.00 元

版权所有　侵权必究
如发现本书有印装质量问题请与印刷厂质量科联系
联系电话：021-57602918

编委会

主　编　江小艳　吴　燕　张　华　李岩松
　　　　　石　蕾
副主编　胡欣玥　张　丽　朱　燕
编　委　（按姓氏笔画排序）
　　　　　王　莉　石　蕾　朱　燕　江小艳
　　　　　严舒艺　李岩松　吴　燕　张　华
　　　　　张　丽　陈　怡　项茜雯　胡欣玥

前言 PREFACE

冠心病，作为全球最常见且最具威胁的心血管疾病，已经成为现代社会健康的重大挑战。据世界卫生组织统计，冠心病是导致全球死亡的主要原因之一。随着生活方式的变化，特别是饮食不健康、缺乏运动、精神压力过大、吸烟和饮酒等，冠心病的发病率逐年攀升。尤其在高危人群中，冠心病不仅严重影响患者的生活质量，还可能引发心脏病发作、心力衰竭等危及生命的并发症。

冠心病的成因复杂，涉及遗传、环境、生活方式等多方面因素，因此其防治需要综合考虑多种因素。虽然医学研究和治疗手段日新月异，但如何有效地预防冠心病，避免其早期发作，仍然是全球医学界和大众健康关注的重点。本书正是基于这一背景，旨在为广大读者提供一份科学、实用的冠心病防治指南。

本书不仅适用于已被诊断为冠心病的患者，也同样适用于普通大众，尤其是那些处于冠心病高危状态的群体。它从冠心病的基础知识出发，探讨其病因、临床表现、诊断方法及预防措施，帮助读者更全面地了解这一常见疾病的防治方法。

在本书的撰写过程中，我们结合了最新的医学研究成果和权威的心血管健康指南，确保所提供的知识既科学又实用。此外，本书内容简洁易懂，旨在帮助普通读者轻松掌握相关知识。因此，无论您是关心自己健康的普通人群，还是为家人、朋友提供健康建议的热心人士，本书都能为您提供实用的信息与帮助。

书中的每一章节都经过精心设计和组织，力求为读者提供最实用的知识和最有效的管理技巧。我们从如何认识冠心病的早期信号开始，到冠心病的具体诊断与治疗手段，再到如何通过科学的饮食和合理的运动保持心脏健康，每一部分都紧密结合日常生活，便于读者将理论与实践相结合，帮助自己更好地管理心脏健康。

除了医学知识和管理建议，心理健康在冠心病防治中的重要性也被充分强调。众多研究表明，长期的心理压力、焦虑和抑郁症状不仅会加重冠心病的发生，还会影响疾病的康复过程。因此，保持积极的心态、学会压力管理也是本书中不可或缺的一部分内容。

尽管冠心病给患者带来了巨大的健康威胁，但幸运的是，它是可以通过积极的预防和早期干预来有效控制的。通过阅读本书，我们希望每位读者都能从中汲取有价值的知识，通过采取科学的措施，提前预防、延缓病程，甚至在有风险的情况下，通过合理的管理手段将其转化为可控的慢性疾病，从而显著提高生活质量。

总之，本书希望能为您提供一份全方位的冠心病防治指南，帮助您更好地了解心脏健康，采取正确的行动，并在日常生活中实践这些健康管理方法。通过提高对冠心病的认识、增强自我保健意识，我们共同致力于实现更健康、更长寿的目标。

无论您是为了自身健康，还是希望了解更多关于心脏健康的知识，本书都将是您通向健康之路的一把钥匙。让我们从现在开始，关注心脏健康，预防冠心病，做真正的"心脏守护者"。

编委会
2025 年 2 月

目 录 CONTENTS

冠心病的前世今生	1
哪些因素影响冠心病的发病？	8
识别冠心病的早期信号	16
如何识别心绞痛？	22
冠心病的急救指南	31
冠心病的常用检查方法	40
冠心病患者的饮食指南	48
冠心病患者的运动指南	56
吸烟增加患冠心病的风险	65
饮酒增加患冠心病的风险	70
体重管理有效降低患冠心病的风险	76
心理健康有效降低患冠心病的风险	81
冠心病患者如何平衡性生活？	88
冠心病的药物治疗	93
冠心病的介入治疗和手术选项	101
冠心病术后康复	108

冠心病的常见并发症及其应对方法	116
老年人与冠心病	123
女性与冠心病	129
慢性病与冠心病	135
附录 健康词条	150

冠心病的前世今生

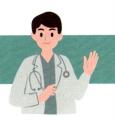

关键词

冠状动脉粥样硬化、心绞痛、动脉硬化、冠心病诊断、冠心病治疗

适用人群

普通大众、冠心病高危人群、慢性病患者、心血管疾病患者

分级

入门核心阅读

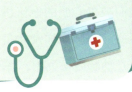

冠状动脉粥样硬化性心脏病（简称冠心病）是一种常见且严重的心血管疾病，因其对生命健康的威胁而广受关注。随着现代社会生活方式的改变，饮食不均衡、压力过大、运动不足等因素显著增加了冠心病的发病风险。虽然医学技术的进步为冠心病提供了多样化的治疗手段，但预防与早期干预依然是管理冠心病的核心策略。了解冠心病的病因、症状及相应的治疗和管理措施，不仅有助于个人做好预防，还能为患者提供有效的生活方式调整指南，进而提高生活质量，减少并发症的发生。

一 定义

冠心病是由冠状动脉内的动脉粥样硬化斑块形成引发的。斑块的堆积会导致血管狭窄或阻塞，从而减少心肌的血流供应，最终引发缺血性心脏疾病。动脉粥样硬化是指脂质、胆固醇及其他物质在动脉内壁沉积，逐渐导致血流阻塞的过程。

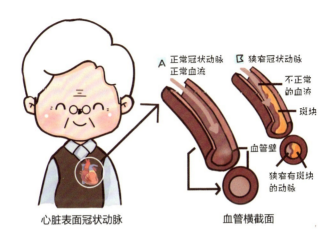

心脏表面冠状动脉　　血管横截面

二　发病原因

冠心病的形成受到多种因素的影响，涉及生活方式、遗传及环境因素。高血压、高胆固醇、糖尿病、吸烟、肥胖，以及不健康的饮食习惯是冠心病的重要诱因。此外，年龄增长、男性及有家族遗传史也可显著增加患病风险。生活方式在冠心病的预防和管理中起着决定性作用，因此改善生活方式至关重要。

三、临床表现

冠心病的典型症状为胸痛或心绞痛，常在体力活动或情绪波动时发生，表现为压迫感、沉重感或烧灼感。疼痛通常位于胸骨体上段或中段之后，也可能波及心前区，可向左肩、左臂内侧达无名指和小指放射，有时也可延伸至颈部、咽部或下颌部。部分患者可能会表现为类似消化不良的症状，如胃灼热、疲劳和气短，尤其是糖尿病患者，有时没有明显的典型胸痛症状。因此，这类隐匿症状的患者容易延误治疗。

四、诊断方法

冠心病的诊断方法主要有以下几种：一是症状判断，典型症状有发作性胸痛，多在劳累等诱因下出现。二是心电图检查，包括静息、动态和运动负荷心电图，可捕捉心肌缺血等异常。三是心脏超声，能观察心脏结构和功能，看有无心肌运动异常等。四是冠状动脉CT，可直观显示冠状动脉形态。五是冠状动脉造影,是诊断的"金标准",能准确发现血管狭窄程度与病变部位,必要时还可结合血管内超声等进一步诊断。

五 治疗选项

冠心病的治疗目标是缓解症状、预防心肌梗死的发生。治疗通常包括以下几方面。

生活方式的改变:包括戒烟、调整饮食、增加运动量和控制体重,均有助于改善心脏健康。

药物治疗:常用药物包括抗血小板药(如阿司匹林)、降低胆固醇的药物(如他汀类药物)和 β 受体阻滞剂等。

介入治疗:如果病情较为严重,可能需要通过支架植入术或冠状动脉搭桥手术等介入性治疗,恢复血流,降低并发症的风险。

六 生活方式与管理

患者应采取积极的生活方式来管理疾病。通

过均衡的饮食、定期运动、保持健康体重和心理压力管理，患者可以有效控制病情发展。此外，遵从医嘱，定期服药，并监测血压、血糖和血脂水平，能够帮助降低冠心病风险。参与心脏康复计划对提高心脏功能和生活质量也具有显著作用。

七、患者教育与支持

患者教育在冠心病管理中起着至关重要的作用。通过系统的健康教育，患者能够更好地了解疾病，学习应对生活中的挑战。家庭支持及加入患者支持小组，可以帮助缓解患者的焦虑，提升心理健康水平，同时提高治疗依从性。

总结 本节全面介绍了冠心病的定义、发病原因、临床表现、诊断和治疗方法等。通过对冠心病的深入了解,读者能够掌握预防与管理这种常见心血管疾病的基本方法,并通过健康的生活方式和合理的治疗措施,降低患病风险,提高生活质量。

哪些因素影响冠心病的发病?

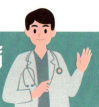

关键词

冠心病成因、遗传因素、生活方式、环境因素、动脉硬化

适用人群

冠心病高危人群、慢性病患者、健康管理者

分级

入门核心阅读

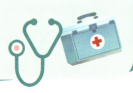

哪些因素影响冠心病的发病?

冠心病一直是很多人担忧的健康问题,但并不是每个人都会面临相同的风险。那么,哪些人更容易患上冠心病呢?冠心病的发生往往是多个因素共同作用的结果,包括不良的生活习惯、家族遗传,以及某些慢性病的存在。无论是高血压、糖尿病,还是高胆固醇,这些都与冠心病有着密切联系。如果你有这些危险因素,可能会比别人更容易患上冠心病。但好消息是,很多危险因素是可以通过早期干预和改变生活方式加以控制的。因此,了解自己的风险,及时采取有效措施,是预防冠心病的重要一步。

冠心病是全球常见的心脏病之一,其发病机制复杂,受到遗传、生活方式和环境等因素的共同作用。因此,冠心病的发生是多种因素长期积累的结果。本节将探讨这些因素如何相互作用,促使动脉粥样硬化的发生,并加速冠心病的发展。

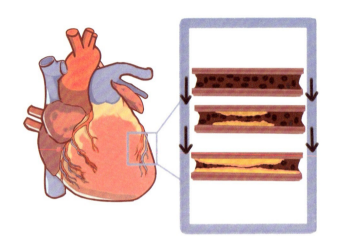

一 遗传因素

如果家族里有人得了冠心病,那么家族中的其他人得冠心病的可能性也会比一般人高。这是因为基因在起作用,基因就像身体里的"小设计师",它决定了身体很多特征和功能。有些家族的基因可能存在一些"小问题",比如会让身体更容易出现高血脂、高血压,或者让血管壁的结构和功能不太好,容易堆积脂肪、形成斑块,这些都可能导致冠心病。因此,如果家族有冠心病病史，那就要更注意自己的心脏健康，定期检查，养成好的生活习惯，尽量降低患冠心病的风险。

二 生活方式因素

不良饮食习惯：高脂肪、高胆固醇和高盐饮食会增加低密度脂蛋白的水平，促使动脉粥样硬化的形成。建议减少饱和脂肪酸和反式脂肪酸的摄入，选择富含纤维的食物，如全谷物、蔬菜和水果，以保持心血管健康。

吸烟：吸烟对心血管系统的危害巨大。烟草中的尼古丁和其他有害物质会损伤动脉内壁，促使斑块形成，降低高密度脂蛋白的水平。戒烟能显著降低冠心病的患病风险。

缺乏运动：缺乏规律的体力活动容易导致肥胖，增加心脏的负担。建议每周至少进行150分钟的中等强度运动，如快步走或骑自行车等。运动不仅能改善心血管功能，还能控制体重、降低血压。

过度饮酒：最新研究显示，饮酒对心脏健康没有好处，特别是过度饮酒，会引起一系列心血管问题，增加冠心病的患病风险。

三 环境因素

空气污染：长期暴露在空气污染中，尤其是细颗粒物（PM2.5），会增加血管炎症并加速动脉硬化，显著提高冠心病的发生风险。生活在空气质量较差地区的人群，应采取有效措施，减少暴露在污染中的时间。

社会经济地位：社会经济地位较低的人群往往与较高的冠心病发病率相关。这部分人群常常难以获得足够的健康保健资源，且生活压力大，健康状况较差。因此，提供健康教育和基础保健服务对预防冠心病至关重要。

四 慢性病因素

高血压：高血压是冠心病的重要危险因素之

一。长期未控制的高血压会使动脉壁增厚,导致动脉硬化,增加心脏病和脑卒中的风险。通过定期监测和药物治疗能够有效控制高血压,降低冠心病的患病风险。

糖尿病:糖尿病患者的动脉粥样硬化发生率显著高于普通人群。高血糖水平会损害血管内皮,减少血管的弹性,增加心脏病发作的可能性。严格控制血糖水平能够有效减少心血管事件的发生。

高胆固醇:高胆固醇,尤其是高水平的低密度脂蛋白胆固醇,会加速动脉粥样硬化,增加冠心病的发病率。通过饮食调整和药物治疗,控制胆固醇水平是降低心血管疾病风险的有效手段。

五 心理因素

压力:长期的心理压力、抑郁和焦虑等情绪问题会通过影响生活方式(如吸烟、暴饮暴食)间接增加冠心病的风险。此外,压力会通过直接的生理机制,如升高血压、加快心率,增加心脏负担。

社会孤立与抑郁：社会孤立和抑郁与冠心病风险密切相关，特别是在高压人群中。这些心理问题不仅会增加冠心病发病率，还会影响疾病的康复。心理健康的维护对心血管健康的综合管理至关重要。

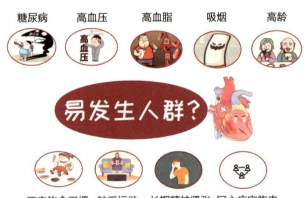

哪些因素影响冠心病的发病?

总结

冠心病的成因是多方面的,涉及遗传、生活方式、环境、慢性病、心理等多种因素。通过早期识别危险因素,积极调整生活方式,定期健康检查并控制慢性病,可以显著降低冠心病的发病率,提高生活质量。了解这些影响因素并采取相应的预防措施对于冠心病的长期管理至关重要。

识别冠心病的早期信号

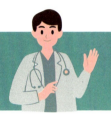

关键词

早期信号、胸痛、心绞痛、呼吸困难、过度疲劳

适用人群

冠心病高危人群、慢性病患者、普通大众

分级

入门核心阅读

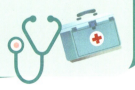

当你感到胸口隐隐不适或忽然呼吸困难时，你是不是会在脑海中瞬间闪过"心脏是不是出问题了"的念头。其实，这种担心并不罕见，尤其是当你属于冠心病的高危人群时。好消息是，冠心病并不会无声无息地来袭，它往往会发出一些早期信号。如果我们能够及时识别这些信号，提早采取行动，就能有效预防心脏病的突发。因此，别忽视那些看似轻微的身体反应，它们可能正是你身体发出的"预警"。

一 早期信号的重要性

冠心病是一种进展缓慢的疾病，早期往往没有明显症状，这使得许多患者在病情加重前未能得到及时诊断和治疗。早期信号的忽视可能导致严重的心脏事件。因此，识别冠心病的早期信号对于预防和治疗至关重要，尤其是对于高危人群。

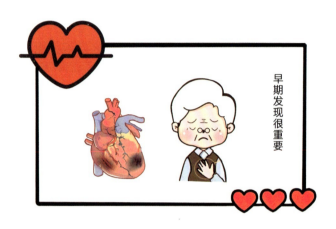

二 典型的早期信号

胸部有压迫感或沉重感：冠心病最常见的早期信号是胸部中央的压迫感或沉重感，通常在体力活动或情绪波动后发生。这种感觉可能会扩散到左臂、颈部或下巴，是心肌缺血的标志。

短暂的胸痛：即便没有剧烈活动，有时也可能突然感到胸部疼痛，通常在几分钟内缓解。这种情况也应引起重视，可能是心脏的预警。

呼吸困难：进行日常活动（如步行或爬楼梯）

时感到呼吸困难，甚至在休息时也出现呼吸不畅，可能预示心脏功能出现问题。

过度疲劳：长时间的疲劳感，尤其是在没有明显增加活动量的情况下，可能是心脏功能不全的信号。

三 不典型的早期信号

消化不良或胃部不适：部分患者将冠心病的早期症状误认为是消化不良，特别是当出现胃部烧灼感、腹胀或疼痛时。这类症状可能掩盖了心脏问题。

睡眠障碍：突然出现的睡眠问题，如频繁醒来或睡眠不安稳，可能是心脏压力增加的征兆。

心慌或心跳异常：无明显原因的心跳异常，可能是心脏负担加重的表现，特别是与其他症状同时出现时，应高度警觉。

四 高危人群

有家族病史人群：如果家族中有早发心脏病

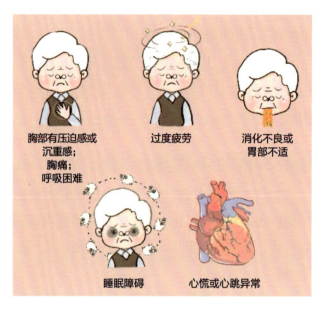

史,尤其是直系亲属曾患相关疾病,则个人的患病风险更高,应保持警觉并定期进行心脏检查。

慢性病患者:高血压、高胆固醇或糖尿病患者发生心脏病的风险较高,需定期监测心脏状况。

吸烟和长期处于高压环境人群:吸烟和长期高压生活方式是冠心病的主要风险因素,需更加关注心脏健康并积极改善生活方式。

五 采取的行动

及时就医：出现上述任何症状，尤其是胸痛时，应立即寻求医疗帮助，以排除或确认冠心病，及早干预。

生活方式调整：积极改变不健康的饮食习惯，增加体育锻炼，戒烟限酒，这些都是预防冠心病的有效措施。

定期体检：通过定期体检（如进行心电图、血压和血液检测），可以早期发现冠心病迹象，尽早采取治疗措施。

总结　识别冠心病的早期信号，并采取积极的预防措施和医学干预，能够显著降低心脏事件的风险并提高生活质量。冠心病的早期发现和管理是避免病情恶化、维持心脏健康的关键。

如何识别心绞痛？

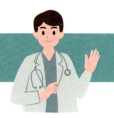

关键词

心绞痛、胸痛、稳定型心绞痛、不稳定型心绞痛、变异型心绞痛

适用人群

冠心病患者、冠心病高危人群、慢性病患者

分级

入门核心阅读

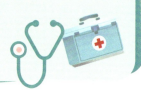

有时候出现一阵胸口不适，有人会想："这是因为吃得太多撑住了，还是心脏出问题了呢？"很多人也会怀疑自己只是疲劳过度，从而忽视了冠心病的早期信号。事实上，这是心绞痛，是冠心病的常见症状之一，但它的表现形式多种多样，容易被误诊或忽视。因此，学会识别这些信号并及时采取行动，对保护心脏健康至关重要。别再轻视这些胸痛，它们可能正是你的心脏在发出求救信号！

一 心绞痛的基本特征

心绞痛是冠心病的常见症状之一，通常由心脏供血不足引发，表现为胸部不适。患者常描述为胸部压迫感、闷痛或烧灼感，疼痛通常位于胸骨后方，可能扩散至左肩、左臂内侧达无名指和小指，有时也可延伸至颈部、咽部或下颌部。然而，很多人误以为这种胸痛是由胃部不适或疲劳引起，从而忽视了潜在的心脏问题。

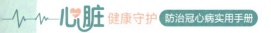

· 误区案例 ·

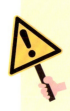

张先生，50岁，常在工作压力大时感到胸口闷痛，但他以为是胃酸反流引起的，服用抗酸药物。直到一次剧烈胸痛伴随呼吸困难时，张先生才意识到问题的严重性，去医院后被确诊为冠心病。

二 心绞痛的种类

稳定型心绞痛：稳定型心绞痛通常在体力活动时或情绪压力下发作，症状具有可预测性。患者常在休息或使用硝酸甘油后迅速缓解。许多人错误地认为，疼痛只要在休息后消失，问题就不严重，因此延误治疗。

如何识别心绞痛？

• 误区案例 •

李女士是一名公务员，经常在上下班时感到胸闷，但只要一休息，症状就消失了。她认为这是正常的工作疲劳。直到一次步行时胸痛加重并持续了 10 分钟，她才去医院检查，被确诊为冠心病。

不稳定型心绞痛：不稳定型心绞痛发作突然且无法预测，甚至在静息时也可能发生，症状严重且持续时间较长。硝酸甘油可能无法完全缓解。这种心绞痛通常是心肌梗死的前兆，需高度重视并立即就医。很多患者将其误认为普通疲劳或偶发的胸闷，导致病情延误。

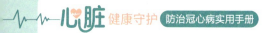

• 误区案例 •

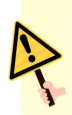

陈先生在休息时突然感到胸痛,持续约15分钟,他认为只是因为前一天运动过度,便没有在意。2天后,他再次胸痛发作且更为剧烈,送医后确诊为急性心肌梗死,错过了早期治疗的最佳时机。

变异型心绞痛:变异型心绞痛是由冠状动脉痉挛引发的,通常在夜间或清晨静息状态下发作。尽管发作时心电图显示心肌缺血,但冠状动脉并没有明显狭窄。因此,许多人误认为这种疼痛不是冠心病引发,忽略了诊断和治疗。

• 误区案例 •

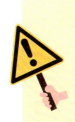

刘先生在凌晨时经常感到胸痛,但他认为只是睡姿不好,导致胸口不适。后来他的心电图检查显示心肌缺血,医生确诊为变异型心绞痛。

三 心绞痛的伴随症状

除了典型的胸痛,心绞痛患者还可能出现一些不易察觉的伴随症状。

呼吸困难:在心绞痛发作时,患者可能感到呼吸费力,甚至有窒息感。这种症状常被误认为是疲劳或年龄带来的自然衰退。

出冷汗:心绞痛发作期间,患者可能出大量冷汗,许多人认为这只是身体的紧张反应,但实际上这是心肌缺血的表现。

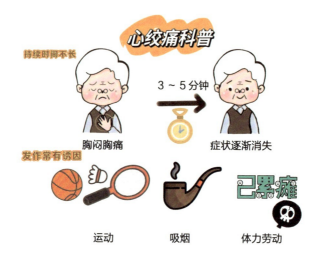

恶心或呕吐：有时心绞痛会伴有胃部不适、恶心或呕吐，容易被误认为是消化问题。

疲劳或无力感：突如其来的极度疲劳或无力感，可能是心绞痛发作的早期信号，但许多人会误认为是日常压力或工作劳累所致。

头晕或眩晕：由于心脏供血不足，患者可能感到头晕或轻度晕厥，许多人认为这是低血糖或体位变化导致的，而忽视了心脏问题的可能性。

四 如何应对心绞痛发作?

立即停止任何活动:当出现心绞痛症状时,应立即停止活动,坐下或躺下,以减轻心脏的负担。如果继续活动,可能会加剧心脏缺血。

使用硝酸甘油:确诊为冠心病的患者应随身携带硝酸甘油。在心绞痛发作时,遵照医生指示立即使用该药物,帮助缓解症状。很多患者误以为只需等待症状自然消失,这样常会延误救治。

寻求医疗帮助:如果症状未在几分钟内缓解,或是第一次出现类似症状,应该立即拨打急救电话,寻求专业帮助。很多患者因轻视症状,延误了救治时间。

风险评估与管理:定期进行心脏健康评估(如心电图、超声心动图等)有助于监测病情发展,及时调整治疗方案。患者往往忽视了定期检查的重要性,导致疾病恶化后才采取干预措施。

心绞痛是冠心病的典型症状，及时识别和处理非常重要。通过了解心绞痛的基本特征、种类、伴随症状，患者可以更好地应对突发情况，避免可能产生的严重后果。健康的生活方式和定期体检对于降低心脏病风险至关重要。

冠心病的急救指南

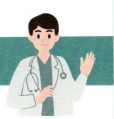

关键词

冠心病急救、心脏病发作、心肺复苏、阿司匹林、急救电话

适用人群

冠心病患者、心脏病高危人群、普通大众

分级

入门核心阅读

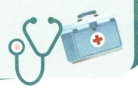

如您本人或身边的人发生了冠心病严重突发情况,请立即采取急救措施,因为每一秒都关乎生死。了解如何应对冠心病发作,不仅能够挽救生命,还能在专业医疗救助到达前,最大程度地减轻心脏损伤。本节将指导您如何在关键时刻采取正确的急救步骤,帮助自己或他人渡过难关。

一 冠心病突发的常见症状

冠心病突发时,患者可能会出现急性心肌梗死(心脏病发作)的典型症状。了解这些症状并迅速采取急救措施,可以在关键时刻挽救生命。

胸痛:通常位于胸骨体上段或中段之后,也可能波及心前区,可向左肩、左臂内侧达无名指和小指放射,有时也可延伸至颈部、咽部或下颌部。

呼吸急促:患者可能突然感到呼吸困难,出现呼吸急促或无法正常呼吸的情况。

出冷汗、恶心或呕吐:这些症状常与心肌梗死一起出现。

头晕或昏厥：患者可能会头晕，甚至短暂失去意识。

疲劳和极度虚弱：心肌梗死发生前，患者可能感到极度疲劳或虚弱。

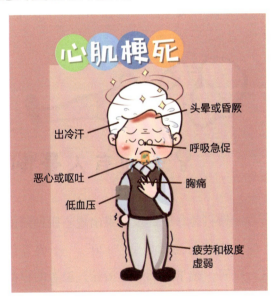

二 心肌梗死的紧急处理措施

在出现上述症状时，时间是救治最关键的因素。以下步骤可以显著提高患者的生存率。

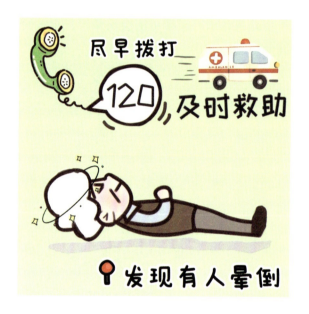

立即拨打急救电话：如果出现心肌梗死的症状，应立即拨打急救电话"120"，不要等待症状自行缓解，越早得到专业治疗，患者的存活率越高。

停止所有活动并坐下或躺下：患者应立刻停止任何体力活动，坐下或躺下，保持平静，减轻心脏的负担，避免恐慌。

服用阿司匹林：如果患者没有对阿司匹林过敏，应立即服用一片（325毫克）非肠溶阿司匹林（可咀嚼），以帮助防止血栓进一步形成。

服用硝酸甘油：如果患者有医生开具的硝酸甘油，应按照医生指示服用，以帮助缓解胸痛。

心肺复苏：如果患者失去意识并停止呼吸，可能已经发生了心搏骤停，此时必须立刻开始心肺复苏。①胸外按压：使患者平躺，双手叠放在患者胸骨中央（两乳头连线中点），双臂垂直地面，用力快速按压胸部，保持每分钟100~120次的频

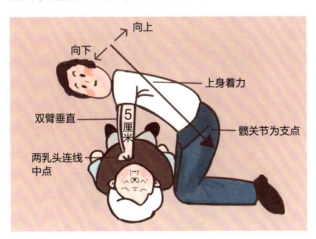

率。按压的深度应至少为胸部厚度的1/3（成年人约按压5厘米），以确保血液有效循环。②人工呼吸：如果您经过相关培训，可以在胸外按压的同时进行人工呼吸。按压30次后，进行2次人工呼吸。确保气道通畅，每次吹气时观察胸部是否上升。

使用自动体外除颤器（AED）：心搏骤停时，如果附近有自动体外除颤器（AED），应立即使用。AED可以检测心脏节律并自动给予电击，帮助心

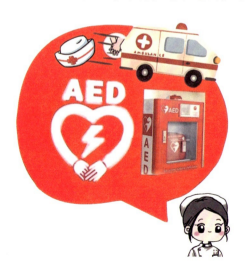

脏恢复正常跳动。设备上通常有详细的使用说明，操作简便。

三 如何预防心肌梗死的再次发生？

虽然急救措施可以挽救生命，但预防心肌梗死的再次发作同样重要。

定期随访：在心肌梗死发作后，患者应定期随访，监测治疗效果并根据需要调整药物和生活方式。

药物管理：严格按照医生的处方服药，包括阿司匹林、他汀类药物和降压药物，可以有效降低心肌梗死再次发作的风险。

生活方式调整：戒烟、健康饮食、定期运动和体重管理有助于改善心脏健康，减少心肌梗死发作的概率。

心理健康管理：长期的焦虑、抑郁和压力会增加心肌梗死复发的风险。通过心理辅导和学习管理压力的技巧，可以有效降低这种风险。

四 急救培训的重要性

急性心肌梗死的黄金救援时间非常短,掌握急救知识,如心肺复苏和使用AED,能够在关键时刻挽救生命。

参加急救培训课程:建议高危人群及其家属参加急救培训课程,学习心肺复苏和AED的正确操作。经过培训的目击者在急救中的作用至关重要。

普及急救知识:向身边的朋友、家人和同事普及心肌梗死急救的基本知识,确保更多人在紧急情况下能够及时有效地参与救援。

总结

面对冠心病突发的紧急情况，掌握正确的急救知识至关重要。通过快速识别症状、拨打急救电话和实施心肺复苏等，患者的生存率可以大大提高。此外，学习心肺复苏和正确使用 AED 等急救技能，不仅能帮助自己，也可以在他人遭遇急性心肌梗死时挽救生命。

冠心病的常用检查方法

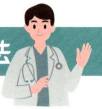

关键词
冠心病诊断、心电图、冠状动脉造影、血液检查、应激测试

适用人群
冠心病高危人群、慢性病患者、普通大众

分级
入门核心阅读

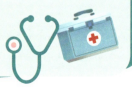

冠心病是一种逐渐发展的疾病，早期发现和准确诊断对于预防心脏事件、延缓病情发展至关重要。通过早期诊断和干预，患者可以大大降低心血管并发症的风险，提高生活质量。冠心病的诊断技术就像医生的"武器库"，提供了多种强大的工具来捕捉疾病的早期迹象。无论是简单的心电图，还是更复杂的冠状动脉造影，现代医疗技术让冠心病几乎无处藏身。每一项检查都有其独特的作用，帮助医生从不同角度评估心脏的健康状况，确保早期发现问题，并及时进行治疗。这些检查手段的综合运用，为患者的健康保驾护航。

 血液检查

血液检查可以通过分析多项指标，评估冠心病的风险。医生会根据血液中的特定标志物来判断是否存在心脏损伤或动脉粥样硬化的风险。以下是血液检查中与冠心病密切相关的指标及其解读。

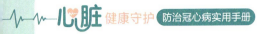

肌钙蛋白：肌钙蛋白是心肌损伤的标志物，当心肌细胞受到损伤或坏死时，肌钙蛋白会从心肌细胞释放到血液中。如果肌钙蛋白水平显著升高，可能提示急性心肌梗死（心脏病发作）的发生。

低密度脂蛋白：低密度脂蛋白是导致动脉粥样硬化的主要危险因素，升高的低密度脂蛋白水平会促使动脉硬化斑块形成，从而增加冠心病的发生概率。一般来说，低密度脂蛋白水平越高，心血管疾病的风险也越大。

高密度脂蛋白：高密度脂蛋白参与清除血管中的胆固醇，保护动脉壁不受损害。低水平的高密度脂蛋白（<40 mg/dL）会增加冠心病的风险，而较高的高密度脂蛋白则可以降低患病风险。

总胆固醇/高密度脂蛋白：该比值可以评估冠心病的总体风险。比值越高，冠心病的发生率越高。通常来说，理想的比值应低于4，高于5的比值提示心血管疾病的风险显著增加。

甘油三酯：高水平的甘油三酯（>150 mg/

dL）与低高密度脂蛋白和高低密度脂蛋白一同存在，常被视为代谢综合征的一部分。这种脂质异常会促使动脉粥样硬化的发展，从而增加冠心病的风险。

C反应蛋白：C反应蛋白是一种反映体内炎症水平的标志物，慢性低度炎症与冠状动脉粥样硬化密切相关。高敏感C反应蛋白水平升高提示冠心病风险增加。通常，高敏感C反应蛋白 >2.0 mg/L 意味着心血管事件的风险更高。

糖化血红蛋白：糖尿病患者发生冠心病的风险显著高于无糖尿病者。糖化血红蛋白 >6.5% 提示糖尿病，而糖尿病患者的冠心病发生率是无糖尿病者的2倍以上。控制血糖对于降低冠心病风险至关重要。

通过这些血液指标，医生能够从一张化验单上评估出患者罹患冠心病的风险程度。通常情况下，结合不同的血液指标，医生可以对患者进行全面评估并提供预防建议。举例来说：

高低密度脂蛋白和低高密度脂蛋白：这表明患者动脉硬化的风险增加，心血管事件的风险较高。

高甘油三酯：甘油三酯水平较高与肥胖、代谢综合征有关，有增加冠心病的可能性。

C反应蛋白升高：意味着体内炎症增加，可能伴随冠状动脉疾病，提示更高的冠心病风险。

综合这些指标，医生可以通过血液检查识别出冠心病的早期迹象，并建议进一步的影像学检查或干预措施。

二 心电图

心电图是诊断冠心病最基础且常用的工具。通过记录心脏的电活动，心电图可以帮助医生识别心脏是否出现缺血或心肌梗死的迹象。它是一种快速、无创的检查，适合初步筛查心脏问题。

冠心病的常用检查方法

三 动态心电图

当普通心电图未能捕捉到心脏问题时,可以使用动态心电图来监测。它可以连续记录心脏的电活动,有助于发现间歇性心律失常或短暂的心脏缺血。

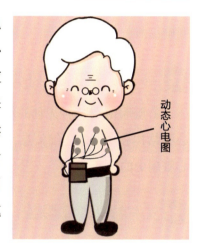

动态心电图

四 超声心动图

超声心动图通过声波生成心脏的实时影像,评估心脏的结构和功能,特别是心脏功能不全、心室大小及心脏泵血能力。

五 冠状动脉造影

冠状动脉造影是诊断冠心病的"金标准",

通过注射造影剂和X线观察冠状动脉的狭窄或阻塞情况，为医生提供直接的病变图像，帮助做出明确诊断。

六 心脏磁共振成像（MRI）

心脏MRI是一种无创的成像技术，能够提供心脏结构和功能的详细信息，特别适用于有复杂心脏病史的患者。

七 心脏计算机断层扫描（CT）

心脏CT，尤其是冠状动脉CT血管成像，可以帮助评估冠状动脉的钙化程度，发现早期的冠状动脉粥样硬化，评估未来心脏事件的风险。

八 应激测试

通过应激测试，医生可以观察心脏在运动或药物刺激下的反应，评估是否存在冠状动脉狭窄。

冠心病的常用检查方法

总结

冠心病的诊断是一个综合的过程，血液检查在早期预测和评估冠心病风险方面发挥了重要作用。通过监测关键的血液指标，医生能够及早发现心脏问题并采取相应的预防措施。结合其他影像学检查方法，如心电图、超声心动图和冠状动脉造影，医生可以为患者制定最合适的治疗方案。对于高危人群，定期进行这些检查是预防心脏事件、提高生活质量的关键。

冠心病患者的饮食指南

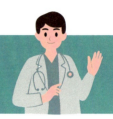

关键词
健康饮食、冠心病饮食、低盐饮食、低脂饮食、心脏健康

适用人群
冠心病患者、心血管疾病高危人群、健康管理人群

分级
入门核心阅读

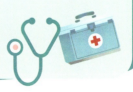

你是不是觉得"管住嘴,迈开腿"听起来就让人有点崩溃?但别担心,冠心病患者的饮食不全是"清汤寡水",吃得健康也能吃得美味!

在冠心病的管理中,饮食习惯对于冠心病的预防和治疗至关重要。适当的饮食不仅可以帮助控制低密度脂蛋白胆固醇、血压和体重,还能减轻心脏的负担,预防进一步的病情恶化。本节将为冠心病患者提供一些简单易行、健康美味的饮食建议,帮助患者既享受美食,又保持心脏健康。

一 增加全谷物的摄入

全谷物富含膳食纤维,有助于降低血液中的低密度脂蛋白,从而预防动脉粥样硬化。

推荐食用燕麦、糙米、全麦面包和其他未加工的谷物产品。

建议每天至少食用 100~150 克全谷物食品。

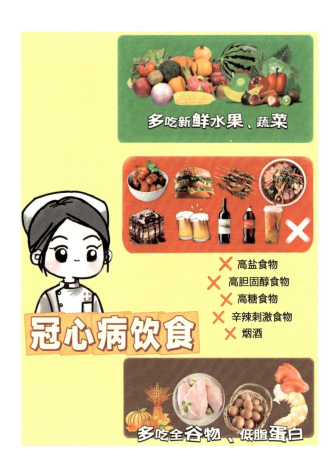

选择健康脂肪

患者应减少饱和脂肪酸和反式脂肪酸的摄入，转而选择有益的单不饱和脂肪酸和多不饱和脂肪酸，这些健康脂肪有助于提高高密度脂蛋白水平。

推荐食用橄榄油、鳄梨、坚果、鱼类（如三文鱼、鲭鱼），这些食物富含 ω-3 脂肪酸，对心脏健康有益。

避免食用过多的黄油、肥肉，以及一些含有反式脂肪酸的加工食品。

 增加水果和蔬菜的摄入

水果和蔬菜富含抗氧化剂、维生素和矿物质，能够有效帮助减少心血管疾病的风险。

建议每天摄入至少 5 份（每份 150 克）不同种类的水果和蔬菜。

可以选择多种颜色的水果和蔬菜，以确保摄入足够的营养素。

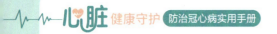

四　适量摄入优质蛋白质

蛋白质是身体修复和维持心脏健康的关键元素，患者应选择优质的蛋白质。

推荐食用鱼类、豆类、瘦肉、鸡蛋和低脂奶制品。

减少红肉的摄入，尤其是加工肉类，因为这些食物中的饱和脂肪酸含量较高。

五　限制盐的摄入

高盐饮食是导致高血压的主要因素之一，而高血压又是冠心病的重要风险因素。减少盐的摄入可以有效控制血压，减轻心脏负担。

建议每人每日盐摄入量应控制在5克以下。

可以使用香草、香料或柠檬汁代替食盐调味，尽量避免食用高盐加工食品和快餐。

六　控制体重和热量摄入

患者通常需要通过控制体重来减轻心脏的压

力。过多的热量摄入会导致体重增加,从而增加心脏病的风险。

对于大多数成年人来说,体重指数(BMI)应维持在 18.5 至 24.9 的范围内,具体数值因个体情况而异。例如,一个身高 170 厘米的成年人,理想体重应在 53 至 72 千克之间。控制体重的核心在于保持热量摄入和消耗的平衡,避免暴饮暴食和控制摄入高热量食品。

注意选择低热量、高营养的食物,减少糖分和精制碳水化合物的摄入。

七 限制酒精摄入

美国心脏协会《改善心血管健康的饮食指南》明确指出,任何水平的饮酒对健康都是有害的。这与早期的一些观点相矛盾,当时认为适量饮酒,尤其是红酒,可能对心脏健康有益。根据世界卫生组织和最新的研究,即使是低量或适量的饮酒也与健康风险相关,尤其是癌症和心血管疾病。研究表明,饮酒会导致血压、血脂异常,并增加

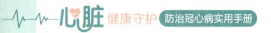

心力衰竭的风险,特别是对于已经存在心脏病风险的人群。

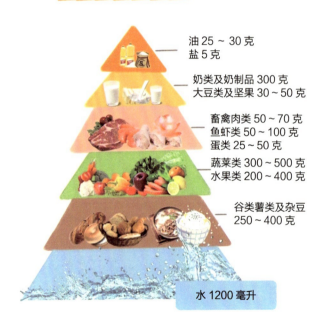

冠心病饮食宝塔

- 油 25~30 克
- 盐 5 克
- 奶类及奶制品 300 克
- 大豆类及坚果 30~50 克
- 畜禽肉类 50~70 克
- 鱼虾类 50~100 克
- 蛋类 25~50 克
- 蔬菜类 300~500 克
- 水果类 200~400 克
- 谷类薯类及杂豆 250~400 克
- 水 1200 毫升

总结 　合理的饮食规划对于患者的长期健康管理至关重要。通过增加全谷物、健康脂肪的摄入，多食用水果和蔬菜，可以有效降低患者的低密度脂蛋白水平，减少心血管事件的发生风险。此外，控制盐分摄入、限制酒精摄入并保持健康的体重同样是管理心脏健康的关键。

冠心病患者的运动指南

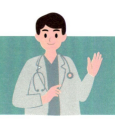

关键词

有氧运动、力量训练、心脏健康、血压控制、代谢功能

适用人群

冠心病高危人群、慢性病患者、普通大众

分级

入门核心阅读

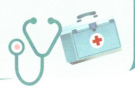

体育锻炼是保持身体健康和预防冠心病的重要手段。通过规律的运动,患者可以增强心脏功能、控制体重、改善血脂,并降低血压。运动在冠心病高危人群或已确诊患者的健康管理中尤为重要。本节将介绍如何通过有氧运动、力量训练、日常活动等,来有效降低冠心病风险,同时纠正一些常见的运动误区,帮助患者提高生活质量。

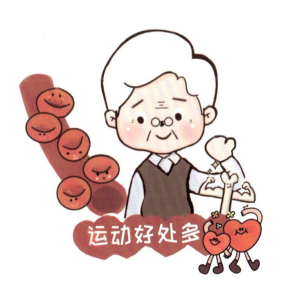

一 有氧运动：增强心肺功能

有氧运动通过增加心脏和肺部供氧，改善心脏泵血效率。研究表明，每周至少150分钟中等强度的有氧运动能有效降低冠心病风险。

常见的有氧运动包括步行、打太极拳、跳广场舞、骑自行车、游泳等。步行是最简单的选择，每天步行30分钟，有助于降低心血管疾病风险。对于一些患有关节疾病的人群，游泳是一种低冲击性的锻炼方式，有助于增强心肺耐力。

许多人误以为必须去健身房才能运动，其实，日常活动同样可以视为有效的有氧运动。例如，扫地、做饭、整理家务都可以活动身体，减少久坐时间，帮助增加日常运动量。

二 力量训练：增强肌肉和代谢功能

力量训练不仅可以增强肌肉力量，还能促进新陈代谢，控制体重，减少冠心病的发病率。肌肉力量的提升可以减轻心脏负担，提高日常活动的效率。

冠心病患者的运动指南

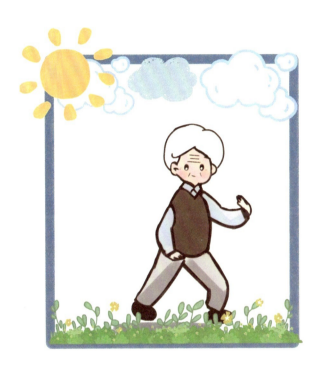

　　建议每周至少进行 2 次力量训练，重点锻炼大肌肉群。轻到中等重量的哑铃或阻力带，以及自身体重训练（如俯卧撑、深蹲），都是适合患者的运动选择。

　　将有氧运动与力量训练结合，可以形成一个

全面的锻炼计划。例如，在步行之后进行几组深蹲或哑铃练习，不仅能够提高心肺功能，还能增加肌肉力量。

三 避免久坐，增加活动量

久坐会使血液循环减慢，增加心血管疾病的风险。即使工作繁忙，也应每隔1小时站立、活动几分钟，避免长时间不动。

对于不常运动的患者，逐步增加运动量是非常重要的。比如，从轻度运动如散步开始，然后逐步增加运动强度和时长，减少心脏负担。

每个人的运动能力不同，尤其是冠心病患者，应该根据自身情况设定现实可行的运动目标，循序渐进地增加运动量。定期与医生沟通，确保运动计划的合理性。

四 纠正运动误区

误区一：得了冠心病就应该多躺着休息。

很多患者认为，得了冠心病后应该尽量少动，避免心脏负担过重。实际上，适度的运动可以帮助改善心脏功能，延缓病情发展。长时间不动反而会增加心脏病复发的风险。

误区二：运动会损伤关节。

有些患者担心运动会损伤关节，特别是膝关节。事实上，选择低冲击的运动（如游泳、骑自行车等）能够减少关节压力，还能增强关节稳定性。如果有严重关节问题，建议咨询医生选择合适的运动方式。

五 运动前的医学评估

在开始任何运动计划之前，患者应先接受医学评估。医生会通过心电图等检查，评估患者的心脏功能，并根据测试结果制定个性化的运动计划。常见的评估方式包括：

心电图检查：评估心脏的电活动，确保患者心脏能够承受运动。

运动测试：医生会通过跑步机或药物应激测试，观察患者的心脏反应，为制定安全的运动方案提供依据。

六 选择合适的运动类型

对于患者来说，有氧运动是首选，有氧运动能够有效提高心肺功能，推荐的项目有步行、游泳、骑自行车等。在运动的时候保持中等强度，确保能够进行对话但无法唱歌。

力量训练可以增强肌肉力量，帮助维持健康体重和改善代谢功能。建议使用轻到中等重量，避免过度负荷，确保在专业指导下进行。

瑜伽、太极等柔韧性训练不仅能增强身体的柔韧性，还能放松心情，减轻压力。对于冠心病患者，这类运动对心脏负担较小，适合日常进行。

七 控制运动强度

患者在运动时要注意控制强度，避免过度负荷。通过监测心率，确保运动强度在合理范围内。通常，最大心率的计算公式是220减去年龄，即：最大心率=220-年龄，一般建议心率保持在最大心率的50%~70%，逐步增加运动强度。例如：50

岁的冠心病患者,运动时的心率应控制在 85~119 次/分钟。

八 运动后的放松

每次运动后,进行 5~10 分钟的放松活动能够帮助身体从运动状态平稳过渡到静息状态。缓慢走动、深呼吸或做一些轻柔的拉伸运动,可以有效放松肌肉,帮助心率逐渐恢复正常。

九 运动的其他好处

运动可以通过直接改善心脏功能,降低血压和血脂水平,从而降低冠心病的发生风险。规律运动的患者低密度脂蛋白水平会下降,高密度脂蛋白则会上升,规律运动可以预防动脉粥样硬化。

运动能够释放内啡肽,帮助减轻患者的焦虑和抑郁情绪。对患者来说,心理健康和心脏健康密切相关,保持良好的心理状态能够进一步提升生活质量。

适度、安全的运动对于患者的康复和健康管理至关重要。患者选择合适的运动类型和强度,不仅可以降低心脏病复发的风险,还能提高生活质量。通过日常锻炼、避免久坐、合理安排运动计划,患者可以享受更加积极、健康的生活方式。

吸烟增加患冠心病的风险

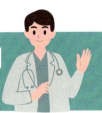

关键词

血管内皮损伤、血脂代谢、血栓形成、血管痉挛、氧化应激、冠心病风险

适用人群

抽烟及二手烟人群

分级

入门核心阅读

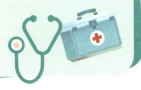

吸烟是全球范围内导致心血管疾病的主要可控风险因素之一，尤其是在冠心病的发病过程中，扮演着重要的角色。香烟中的尼古丁和其他有害物质不仅对肺部有害，还会严重影响心血管系统，尤其是损伤血管内皮、促进血栓形成和加速动脉粥样硬化的过程。长期吸烟不仅增加患冠心病的风险，随着吸烟量和吸烟年限的增加，发病率也

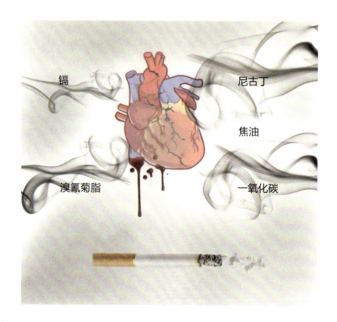

会呈线性上升趋势。本节将探讨吸烟如何增加冠心病的发生风险,并呼吁大家采取积极的戒烟行动。

一 对血管内皮的损害

香烟中的尼古丁等有害物质可直接损伤血管内皮细胞,而血管内皮是维持血管功能的关键。当血管内皮细胞受损后,调节血管收缩和舒张的能力受到影响,防止血小板聚集和血栓形成的作用也会丧失。这种损害使得血管壁变得粗糙,血小板容易在受损部位聚集,从而加剧动脉粥样硬化的形成。

吸烟还会损害血管的舒张功能,使血管无法根据身体需求正常扩张和收缩,导致血液流动受阻,长期下来会加重心脏负担,增加冠心病风险。

二 影响血脂代谢

吸烟会升高血液中的低密度脂蛋白胆固醇,它会沉积在血管壁中形成动脉粥样硬化斑块。而参与清除血管中这些坏胆固醇的高密度脂蛋白胆固醇则下降。吸烟引发的这种血脂代谢异常会加速动脉粥样硬化,增加冠心病的发生率。

三 促进血栓形成

香烟中的尼古丁和其他有害物质会促使血小板聚集,并增强其黏附性。血小板在血栓形成中起关键作用,当过度聚集时,容易在血管内形成血栓。血栓一旦出现在冠状动脉,可能会导致冠状动脉狭窄或堵塞,进而引发严重的冠心病。

吸烟还会增加血液的黏稠度,导致血流速度减慢,这进一步增加了血栓形成的可能性,影响心脏的正常供血。

四 引发血管痉挛

吸烟会导致冠状动脉发生痉挛。冠状动脉为心脏供应血液,当发生痉挛时,会急剧减少心脏的血液供应,导致心肌缺血缺氧,可能引发心绞痛或心肌梗死等严重后果。血管痉挛的发作常是突发性的,对健康构成极大威胁。

五 增加氧化应激反应

吸烟会增强体内的氧化应激反应,导致过多的自由基产生。自由基会攻击血管壁细胞,损伤DNA和蛋白质,进一步加剧动脉粥样硬化的进程。氧化应激不仅影响血管,还会影响心脏的代谢功能,增加冠心病的风险。

吸烟对心血管系统的损害不仅仅局限于肺部,它通过多种机制加速冠心病的发生。吸烟者的冠心病风险远高于不吸烟者,特别是随着吸烟时间的延长,危害进一步加大。因此,戒烟不仅是保护肺部健康的必要措施,还是预防冠心病、保持心脏健康的重要途径。

饮酒增加患冠心病的风险

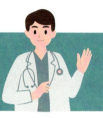

关键词

饮酒、冠心病、血压、脂肪代谢、氧化应激、炎症反应、血栓形成

适用人群

普通大众、冠心病高危人群、慢性病患者

分级

入门核心阅读

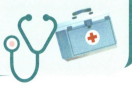

饮酒增加患冠心病的风险

饮酒是许多人日常生活的一部分。在过去，适量饮酒，尤其是红酒，有时被认为对心脏健康有益。然而，最新的研究表明，任何水平的饮酒，包括所谓的适量饮酒，都可能对健康产生不利影响。这种观点与先前的观点相矛盾，强调饮酒与心血管疾病的风险紧密相关。饮酒不仅会通过增加血压和改变脂肪代谢来加速冠心病的进程，还会导致氧化应激和血栓形成。本节将详细探讨饮酒如何增加患冠心病的风险，并纠正有关适量饮酒的误区。

一 导致血压升高

酒精对血管有直接的负面影响，会导致血管收缩和扩张功能的紊乱。饮酒引发的高血压是增加冠心病风险的主要因素之一。最新研究表明，长期饮酒可使血压升高，进一步加重心脏的工作负荷，导致动脉硬化和冠心病的发生。

酒精还会损害肾脏的调节功能，导致体液潴

留，进一步导致血压升高。过量饮酒导致的长期高血压增加了冠状动脉的压力，加速动脉壁的损伤和粥样硬化斑块的形成。

二 损害脂肪代谢

酒精摄入会干扰体内的脂肪代谢，增加低密度脂蛋白水平。低密度脂蛋白会在血管壁沉积，形成动脉粥样硬化斑块，堵塞冠状动脉，减少心脏血液供应，增加心肌梗死的风险。

尽管早期研究表明，适量饮酒可能会短期提高高密度脂蛋白水平，但长期饮酒破坏了这种平衡，最终总胆固醇升高，增加了冠心病和其他心血管疾病的发病率。

三 引发氧化应激和炎症反应

酒精会增加体内自由基的生成，导致氧化应激。自由基会攻击血管壁细胞，促使动脉粥样硬化加速。冠心病的主要病理基础是冠状动脉粥样硬化,而氧化应激是这一过程中的重要促进因素。

长期饮酒会引发慢性低度炎症,刺激血管壁细胞释放促炎因子,如C反应蛋白和肿瘤坏死因子α。这些炎症因子会加速动脉粥样硬化的形成,使心脏面临更高的冠状动脉阻塞风险。

四 促进血栓形成

酒精通过促进血小板的活化,增加血栓形成的风险。血小板聚集形成血栓,可能导致冠状动脉急性阻塞,从而引发心肌梗死。

酒精会抑制血液中纤维蛋白的溶解,使血栓更难溶解,这大大增加了冠心病的风险。

五 引起心律失常

饮酒会影响心脏的电活动,导致心律失常,尤其是通过改变钾离子和钙离子的流动。频繁的心律失常会使心脏供血不稳定,增加心肌梗死的风险。

另外,有一种疾病名为假日心脏综合征,这个疾病是指人在短期内大量饮酒,尤其是节假日期间,导致心律失常。即使没有冠心病史,短期暴饮暴食也可能引发急性心脏问题。

六 抑制心脏功能

长期或重度饮酒会损伤心肌细胞,导致心肌病。这种酒精性心肌病可导致心脏泵血功能下降,最终引发心力衰竭和冠心病。

七 饮酒与其他冠心病风险因素的联合作用

饮酒与高血压共同作用会显著增加冠心病的风险。美国心脏协会《改善心血管健康的饮食指南》建议,心血管疾病高危人群应禁止饮酒。

吸烟与饮酒一起进行,会进一步加剧血管内皮损伤、脂肪代谢紊乱和血栓形成,显著增加心血管事件的发生率。

饮酒增加患冠心病的风险

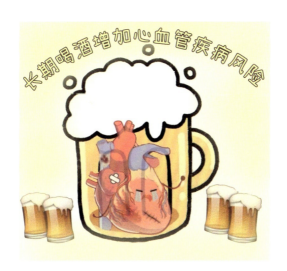

长期喝酒增加心血管疾病风险

 总结

最新的研究表明，饮酒，尤其是过量饮酒可显著增加患冠心病的风险，饮酒没有任何健康益处。为了预防冠心病，尤其是在已存在其他心血管风险因素的情况下，戒酒或完全避免饮酒是关键的预防措施之一。

体重管理有效降低患冠心病的风险

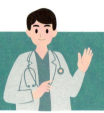

关键词

体重管理、冠心病、减肥、热量摄入、心脏健康

适用人群

超重和肥胖人群、冠心病高危人群、普通大众

分级

入门核心阅读

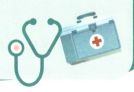

超重和肥胖一直是冠心病的重要风险因素，给心脏带来额外的负担，增加了心血管疾病的发生风险。然而，体重过低也会影响心脏健康，营养不良同样会增加心血管疾病的危险。保持合理的体重至关重要，既要避免肥胖，又要防止过度减重带来的健康风险。本节将探讨如何通过科学的体重管理，平衡热量摄入与消耗，设定合理的减重目标，从而有效降低冠心病的风险。

控制热量摄入：保持摄入与消耗平衡

人体通过食物摄入热量，用于维持日常活动和身体功能。如果摄入的热量超过消耗，多余的部分就会以脂肪形式储存，导致体重增加。长期热量过剩会增加患冠心病的风险。因此，保持热量摄入与消耗的平衡是控制体重的关键。

冠心病高危人群应优先选择富含膳食纤维、低脂肪、低糖的食物，增加蔬菜、水果和全谷物的摄入，减少高糖、高脂食品的摄入；在日常饮食中，控制每餐的食物份量，尤其是高热量食物的摄入量，使用小盘子进餐，减少外出就餐，细嚼慢咽等，可以能够有效避免热量过剩，控制摄入热量。

二 健康减重目标：逐步减轻体重负担

安全、可持续的减重目标对冠心病高危人群尤为重要。过快的体重下降可能导致肌肉流失、代谢减慢和营养不良，反而会增加患冠心病的风险。健康的减重速度是每周0.5至1千克。体重减少5%~10%可以降低血压、改善血脂，进而减少心脏病发作的风险。因此，设定长期可持续的减重目标对体重管理非常重要。

运动是减重计划的关键组成部分。有氧运动（如步行、游泳、慢跑）和力量训练结合起来，能够有效提高代谢率，帮助减重。每周150分钟的中等强度有氧运动加2次力量训练，是理想的体重管理方案。

心脏健康与体重管理的关联

超重或肥胖会导致血压升高、血脂异常和胰岛素抵抗,这些都是冠心病的主要危险因素。减重不仅可以减轻心脏负荷,还能降低冠状动脉硬化的风险。

过度减重或营养不良同样对心脏有害。体重过低会导致肌肉流失,营养不足,进而削弱免疫系统,影响心脏功能,增加心脏性猝死的风险。因此,保持适度的体重平衡同样重要。

一般而言,体重指数(BMI)是衡量人体胖瘦程度的重要指标。BMI 的计算方式为体重(千克)除以身高(米)的平方。正常的 BMI 范围在 18.5 至 24.9 之间。举例说明:如果一位身高 170 厘米的人体重为 70 千克,其 BMI 为 $70 \div (1.70^2) \approx 24.22$,属于正常范围。BMI 低于 18.5 意味着体重不足,可能出现营养不良和心脏负担增加。而 BMI 超过 30 则意味着肥胖,患冠心病的风险将显著增加。

四　纠正常见误区

快速减重计划，如极端节食和过度运动，不仅可能损伤关节，还会导致心脏负担增加，反而对健康不利。患者应避免过度运动，尤其是损伤膝关节的负荷型运动。

总结　体重管理不仅可以帮助患者减轻心脏负担，还能改善整体健康状况。通过控制热量摄入、合理设定减重目标并结合适度的运动，能够显著降低患冠心病的风险。同时，保持健康体重不是短期的节食减重，而是通过长期健康的饮食习惯和生活方式维持平衡。记住，不仅仅是要避免肥胖，营养不良或体重过轻同样对心脏有害。通过均衡饮食和规律运动，患者能够更好地管理体重，保护心脏健康，过上更积极的生活。

心理健康有效降低患冠心病的风险

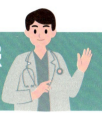

关键词

压力管理、心理健康、冠心病、冥想、社交支持、生活平衡

适用人群

年轻高压人群、职场人士、心理压力大的人群

分级

入门核心阅读

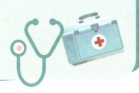

在现代高压生活环境下,心理问题逐渐成为影响心脏健康的重要因素。长期承受工作、生活上的巨大压力,不仅会增加心理负担,还会直接影响心脏功能,增加冠心病的风险。研究表明,无法有效管理压力的人,患冠心病的概率比其他人高出1倍以上,严重者甚至出现致命的心脏事件。通过有效的压力管理、心理支持和健康的生活方式调整,可以显著降低心脏病的发生率,改善整体健康。本节将探讨如何通过放松技巧、社交支持和合理生活安排,帮助降低冠心病风险。

一 心理健康与冠心病的关系

心理问题,如长期的压力和焦虑,已被证实与冠心病密切相关。

长期的心理压力会导致压力激素(如皮质醇和肾上腺素)水平升高,进而使血压升高、心率加快。这些生理变化会导致动脉内壁的损伤,增加动脉粥样硬化的风险。此外,压力往往促使人们选择不健康的生活方式,如吸烟、酗酒和暴饮暴食,这些行为进一步增加冠心病的发生率。实际案例表明,一位年仅45岁的公司高管,因长期处于高压环境中,忽视了身体的预警信号,最终突发心肌梗死。

焦虑情绪加重了心脏的负担,导致心率波动、心绞痛甚至心肌梗死。焦虑在高压工作环境中的年轻人尤其普遍,他们长期处于焦虑状态,心脏病的发病风险更高。

放松技巧:减轻心理压力

1. 冥想和深呼吸

冥想和深呼吸是简单且有效的放松技巧。每天花几分钟专注冥想或呼吸,能够帮助平复情绪,减少压力激素的分泌。许多成功的企业家,如美国苹果公司联合创始人史蒂夫·乔布斯,就曾长期通过冥想来缓解日常压力,保持身心健康。

2. 瑜伽和渐进性肌肉放松

瑜伽结合了柔和的运动和呼吸控制,有助于减轻心理和身体的压力。渐进性肌肉放松是一种逐步放松肌肉的方法,也被患者广泛采用来缓解紧张感。实际案例中,一名曾患冠心病的女性,通过规律的瑜伽练习,改善了她的心理状态和心脏健康。

3.心理咨询或治疗

对于严重的情绪困扰,患者可以寻求专业心理医生或治疗师的帮助。认知行为疗法等能够有效帮助患者调整负面情绪,提高应对能力。

三 社交支持:分享情绪,减轻负担

1.家庭与朋友的支持

压力大的时候,与家人和朋友交流能够帮助缓解情绪负担。一个典型的案例是,一位患者在其康复过程中,通过家人和朋友的支持,成功管理了焦虑和抑郁情绪,心脏功能也得到了显著改善。

2. 加入心理支持小组

心理支持小组为成员提供了一个安全的交流平台，成员之间分享压力和情绪管理经验。一位35岁的信息技术从业者，在经历了心脏病发作后加入了一个心理支持小组，通过与其他患者的互动，他有效管理了焦虑情绪，心脏也逐渐恢复健康。

四 合理安排工作与生活

1. 设定合理的工作和生活界限

为了避免长期压力导致的心脏问题，合理安排工作与生活尤为重要。例如，设定工作和生活的清晰界限，不仅能让你在工作时保持专注，也能保证在下班后获得足够的休息。一位知名广告公司的总监因长期忽视工作与生活的平衡，最终心脏病发作。在恢复期间，她学会了设定界限和管理时间，从而避免了病情恶化。

2. 设立合理的目标

合理的目标设定可以有效减少焦虑感，避免

因任务堆积带来的压力。一些患者在恢复期间,通过分阶段完成任务,逐步减轻心理负担,促进康复。

五 生活方式调整与心理健康

1. 运动与心脏健康

适度的有氧运动不仅能提高心脏功能,还能帮助释放内啡肽,缓解压力和焦虑。实际案例中,一位商界领袖在确诊冠心病后,通过散步和骑行等低强度有氧运动,有效管理了情绪,促进心脏健康。

2. 健康饮食与心理状态

健康的饮食有助于稳定情绪,避免心脏病的进一步恶化。例如,ω-3 脂肪酸有助于减轻抑郁症状。一些患者通过调整饮食,显著改善了心理状态,促进了心脏健康。

总结

冠心病的管理不仅需要关注身体健康,心理健康同样重要。通过调节情绪、有效管理压力,并寻求社交支持,患者可以更好地控制病情并提高生活质量。关注心理健康不仅仅是冠心病康复的一个辅助环节,它也是关键的一步。患者在面对压力时应学会适时释放,并通过积极的生活习惯和社交支持,缓解内心的焦虑和紧张。身体和心理的平衡,才是实现长久健康的基础。

冠心病患者如何平衡性生活?

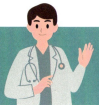

关键词

冠心病、性生活、性功能、心脏健康、心理健康

适用人群

冠心病患者、心血管疾病高危人群、健康管理者

分级

入门核心阅读

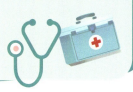

冠心病患者的性生活问题确实是一个较为敏感，但也非常重要的健康话题。许多患者可能因为害怕心脏承受不了性生活的负荷，也羞于向医生询问相关问题。然而，事实上，患者只要根据自身的情况，遵循医生的指导，是能够安全、健康地享受性生活。

一 性生活并非"禁区"

首先，性生活和中等强度的运动（如爬楼梯或散步）对心脏的负荷相当，如果患者能够正常进行这些日常活动而没有胸痛或呼吸困难，通常意味着心脏是可以承受性生活的。因此，患者不需要将性生活视为"禁区"。

二 适度的性生活对心理和身体都有好处

研究表明，适度的性生活不仅不会加重心脏负担，反而有助于提高患者的心理健康和生活质量。性活动能够帮助释放内啡肽，减轻压力，提

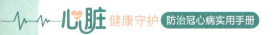

升情绪,促进血液循环,这些都有助于心脏的健康。因此,患者不应该因为害怕而远离性生活。

三 恢复性生活的关键:适度和循序渐进

性生活的频率和强度应该根据病情的恢复情况逐步增加,确保身体适应性活动的节奏。在这个过程中,最重要的是遵循身体的反应,避免过度疲劳及激烈的情绪波动。

四 药物与性生活:与医生沟通至关重要

部分患者可能在服用治疗冠心病的药物(如β受体阻滞剂或硝酸甘油类药物)时,遇到性功能障碍的问题。对于这些情况,患者应与医生沟通,看看是否可以调整药物或采取其他措施来平衡性生活与药物治疗。

五 心理健康与性生活同样重要

性活动中的焦虑和紧张情绪是影响患者性生

活质量的主要因素之一。担心性活动会触发心脏病发作的心理压力，可能会导致性欲下降或性功能障碍。因此，心理健康的维护与性生活质量的提升密不可分。患者可以通过与伴侣沟通，缓解焦虑，或寻求专业心理医生的帮助。

 重视伴侣的支持

良好的性生活需要双方的理解和支持。患者应与伴侣一起商量，根据自己的身体状况调整性生活的频率和方式，避免不必要的压力和心理负担。

冠心病并不意味着放弃性生活。在医生的指导下，患者可以安全地恢复性生活，并在享受性的同时保证心脏健康。关键在于适度、循序渐进，并保持与医生和伴侣的良好沟通。性是生活的一部分，患者完全可以拥有健康美好的性生活，不必感到害怕或羞愧。

冠心病的药物治疗

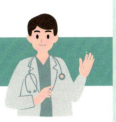

关键词

抗血小板药物、他汀类药物、β受体阻滞剂、血管紧张素转化酶抑制剂、硝酸盐

适用人群

冠心病患者、慢性病患者、心血管疾病高危人群

分级

中高级延伸阅读

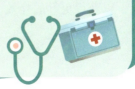

冠心病的药物治疗在管理疾病过程中至关重要。药物的作用在于缓解症状、降低心脏事件的发生率,并改善患者的整体生活质量。药物治疗的方案通常需要根据患者的个体病情及合并症进行个性化调整。本节将详细介绍冠心病常用的药物类型,并讨论如何在年轻患者和合并其他慢性病的老年患者中应用这些药物。

冠心病药物治疗的主要目标:

缓解症状:减轻或消除胸痛等不适症状,改善生活质量。

减少心脏事件的风险:预防心脏病发作和脑卒中,降低死亡率。

控制危险因素:如高胆固醇、高血压、糖尿病等。

这些药物通常需要与生活方式的改善相结合,以获得更好的疗效。

冠心病的药物治疗

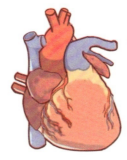

抗血小板药物

他汀类药物

硝酸盐类药物

β受体阻滞剂

钙通道阻滞剂

血管紧张素转换酶抑制剂

一 抗血小板药物

抗血小板药物能够预防血栓形成,是冠心病患者的基础治疗之一。

阿司匹林:低剂量阿司匹林常用于预防心脏病发作和脑卒中,通过抑制血小板聚集来减少血栓形成的风险。

氯吡格雷:特别适用于植入冠状动脉支架的

患者，能够预防支架内血栓的形成。通常与阿司匹林联合使用以增强效果。

二 他汀类药物

他汀类药物通过降低低密度脂蛋白胆固醇水平，预防动脉粥样硬化斑块的形成和进一步恶化。

阿托伐他汀和辛伐他汀：这类药物通过抑制肝脏内的胆固醇合成来降低血脂水平，显著减少心血管事件的发生率。

三 β 受体阻滞剂

β 受体阻滞剂用于减缓心率，降低血压，减轻心肌耗氧量，适合长期管理冠心病。

美托洛尔和比索洛尔：通过减少心脏负荷来缓解心绞痛，减少心脏病发作后心力衰竭的风险，特别适合稳定型心绞痛患者。

四 血管紧张素转化酶抑制剂和血管紧张素Ⅱ受体阻滞剂

血管紧张素转化酶抑制剂和血管紧张素Ⅱ受体阻滞剂通过扩张血管，降低血压，减轻心脏的负担，尤其适合合并高血压或糖尿病的患者。

依那普利和赖诺普利：血管紧张素转化酶抑制剂不仅能够降低血压，还能延缓心衰的发展。

氯沙坦和缬沙坦：对于不能耐受血管紧张素转化酶抑制剂的患者，血管紧张素Ⅱ受体阻滞剂是有效的替代药物，能减少心脏病发作的风险。

五 钙通道阻滞剂

钙通道阻滞剂能够扩张血管，减少心绞痛的发生频率，特别适合无法使用β受体阻滞剂的患者。

硝苯地平和维拉帕米：适用于需要控制血压并缓解心绞痛症状的患者。

六 硝酸盐类药物

硝酸盐类药物可扩张血管，缓解心脏的压力，常用于急性心绞痛发作。

硝酸甘油：一种快速作用的药物，能迅速缓解胸痛症状，患者应随身携带，用于急救。

七 药物治疗的注意事项

冠心病药物治疗需严格遵从医生的处方。患者应定期复查，以评估治疗效果并及时调整药物。药物可能会引发不良反应，如头痛、胃肠不适或低血压等，患者遇到不适时应及时咨询医生。

八 个性化治疗

1. 年轻患者

年轻患者通常体力较好，耐受药物能力强，治疗目标为预防心脏事件、缓解症状并维持良好的生活质量。典型治疗方案包括：

阿司匹林或氯吡格雷：抗血栓，预防心肌梗死。

他汀类药物：控制胆固醇水平，防止斑块形成。

β受体阻滞剂：适用于心率快、压力大的年轻患者，帮助减轻心脏负担。

生活方式管理：强调饮食控制、规律运动和戒烟，长期健康管理至关重要。

2. 老年患者

老年患者往往伴有高血压、糖尿病等其他慢性病，治疗应更为谨慎，避免药物相互作用。

阿司匹林与氯吡格雷：抗血栓治疗仍为基础，但需密切监控出血风险。

血管紧张素转化酶抑制剂和血管紧张素Ⅱ受体阻滞剂：有效控制血压，减少心脏负担，特别适合合并高血压或糖尿病的患者。

他汀类药物：控制胆固醇水平，但需谨慎使用，避免药物对肝肾功能的影响。

β受体阻滞剂：慎重调整剂量，避免过度降低心率引发晕厥等。

总结　　冠心病的药物治疗是控制病情、预防心脏事件的核心措施。年轻患者和老年合并症患者在用药方案上存在差异,治疗用药应根据个体健康状况量身定制。通过合理使用抗血小板药物、他汀类药物、β受体阻滞剂等,配合健康的生活方式,能够显著降低心脏事件的发生率,改善生活质量。长期的治疗管理和定期复查,能够帮助患者更好地掌控疾病,减少心脏病发作的风险。

冠心病的介入治疗和手术选项

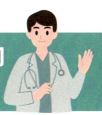

关键词

冠心病手术、介入治疗、冠状动脉支架、冠状动脉搭桥、球囊成形术

适用人群

冠心病患者、冠心病高危人群

分级

中高级延伸阅读

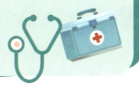

冠心病的治疗不仅限于药物，对于某些患者而言，介入治疗和手术可能是更为有效的选择。尤其是当冠状动脉狭窄达到一定程度时，放置支架可以显著改善血液流动，缓解症状并降低心脏事件的发生风险。然而，许多患者对手术或介入治疗感到恐惧，担心支架植入会带来其他风险。事实上，现代的手术技术已经非常成熟，支架植入是一种安全、常见的治疗方式。本节将详细介绍介入治疗与手术，帮助消除误区。

一 介入治疗与手术的重要性

对于某些患者来说，药物治疗无法完全缓解症状或控制病情。这时，介入治疗和手术提供了更直接有效的解决方案。通过这些手段，医生可以快速恢复血管通畅，改善心脏的血液供应。

二 经皮冠状动脉介入治疗

经皮冠状动脉介入治疗俗称冠状动脉支架植入术，是一种通过导管将支架植入冠状动脉狭窄

冠心病的介入治疗和手术选项

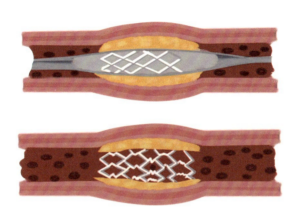

经皮冠状动脉介入治疗

部位的治疗方式。医生通过血管插入导管,将其引导至冠状动脉的狭窄处,然后通过气囊扩张血管并植入支架,支撑血管壁,使其保持开放。这种方式能够迅速恢复血液流动,缓解心绞痛症状,并有效预防心脏病发作。

通常,当冠状动脉狭窄超过70%时,就可能需要考虑支架植入,因为此时血流量已经明显减少,增加了心脏病发作的风险。如果患者出现了明显的症状(如频繁的胸痛或心绞痛),并且药物治疗无法缓解，那么放置支架是常用的干预手段。此外，如果某些重要的冠状动脉（如左主干）发生50%以上的狭窄，也可能需要支架植入。例如，李先生，50岁，因频繁心绞痛住院，经过冠状动脉造影检查，发现冠状动脉有80%的狭窄，医生建议进行经皮冠状动脉介入治疗，术后李先生的症状大为缓解，恢复良好。

三 冠状动脉搭桥术

冠状动脉搭桥术是一种复杂的外科手术，适用于多处血管严重狭窄或完全阻塞的患者。通过冠状动脉搭桥术，医生将其他部位的血管用于替代受阻的冠状动脉段，恢复心脏的血液供应。例如，张大爷有多处冠状动脉严重狭窄且药物效果不佳，医生建议他进行冠状动脉搭桥术治疗，术后张大爷的生活质量显著改善，心绞痛消失，运动能力大幅提升。

冠心病的介入治疗和手术选项

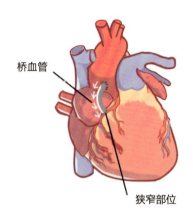

冠状动脉搭桥术

四 冠状动脉球囊成形术

冠状动脉球囊成形术是经皮冠状动脉介入治疗的一部分，主要通过扩张狭窄的动脉，恢复血流畅通。在一些狭窄较轻的病例中，可能不需要植入支架，仅通过球囊扩张血管即可达到治疗效果。

选择哪种治疗方法取决于患者的病情、冠状动脉狭窄程度、有无合并症等。对于年轻患者，

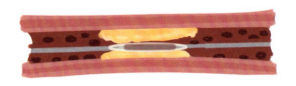

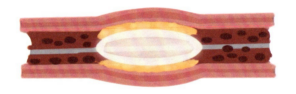

冠状动脉球囊成形术

如冠状动脉狭窄达到70%以上且伴有频繁的心绞痛,医生通常建议进行支架植入。而对于老年患者或伴有多处动脉狭窄的情况,冠状动脉搭桥术可能更适合。例如,70岁的李大妈因冠状动脉多支病变并伴有糖尿病,医生为其选择了冠状动脉搭桥术,术后她的症状显著缓解。

许多患者误以为介入治疗或手术是"最后的无奈选择",担心风险过高。事实上,现代医疗技术已经非常成熟,手术风险较小。例如,经皮

冠心病的介入治疗和手术选项

冠状动脉介入治疗在世界范围内广泛应用,成功率极高,许多患者术后恢复良好。因此,患者不应对手术感到恐惧,而是要积极与医生讨论,根据病情选择最佳治疗方式。

介入治疗和手术为冠心病患者提供了重要的治疗手段,能够有效缓解症状,预防严重的心脏事件发生。通过科学、成熟的治疗技术,许多患者在术后恢复了正常的生活。因此,患者应与医生紧密合作,选择适合自身病情的治疗方法,积极面对手术或介入治疗,以获得最佳的长期效果。正确理解这些技术,能够帮助患者消除恐惧,迎接更健康的生活。

冠心病术后康复

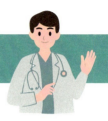

关键词

术后护理、心脏康复、术后并发症、恢复计划、生活方式调整

适用人群

冠心病术后患者、心脏手术患者、冠心病高危人群

分级

中高级延伸阅读

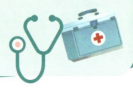

冠心病术后康复是治疗成功的关键环节。无论是介入治疗（如支架植入）还是开放手术（如冠状动脉搭桥术），术后的康复管理不仅有助于减少并发症，还能帮助患者恢复体力、提高生活质量。近年来，随着医疗科技的进步和快速康复理念的推广，越来越多的患者可以通过科学的术后管理，实现早期康复并恢复日常生活。然而，由于误区和不正确的观念，部分患者对于术后恢复的要求和步骤了解不足，可能会影响康复进程。本节将通过介绍术后康复的关键步骤，帮助患者更好地应对术后恢复挑战。

  术后初期管理

术后最初几天至关重要，无论是介入治疗还是开放手术，医院阶段的术后管理对患者的长期康复具有重要影响。以下是术后初期需要关注的几点。

疼痛管理：疼痛是冠心病手术后的常见问题。

患者应按照医生的建议使用止痛药,以确保不因疼痛影响休息。保持舒适的状态有助于早期康复。

监测并发症:术后可能出现并发症,如出血、感染或心律失常。早期发现这些问题并及时处理,能够避免更多严重后果。

活动逐渐增加:早期的轻微活动至关重要。尽早开始小范围的活动(如床边站立、慢走)不仅可以加快恢复,还能减少术后并发症的发生率,特别是预防血栓形成。

二 长期恢复与康复计划

术后回到家中,患者需要继续遵循长期康复计划。

心脏康复项目:许多医院设有心脏康复项目,患者术后应积极参与心脏康复项目,这些项目包括循序渐进的运动训练、饮食调控及心理辅导。研究显示,心脏康复能够显著降低心脏病复发风险。

调整饮食与生活方式:低盐、低脂、低胆固

醇的饮食有助于控制血脂和血压水平,减少心脏负担。适量运动和体重管理同样重要。

继续药物治疗:术后患者通常需要长期服用抗血小板药物,进行双联抗血小板治疗,通常包括阿司匹林和一种P2Y12受体抑制剂(氯吡格雷或替格瑞洛),是支架植入术后预防血栓形成的标准治疗,双联抗血小板治疗一般会按照医生嘱托进行阶段性调整。他汀类药物除了降脂作用以外,还有抗动脉硬化和抗炎作用,一般须终身服用。其他如扩张血管药物(单硝酸异山梨酯、硝酸甘油等)也需长期服用。

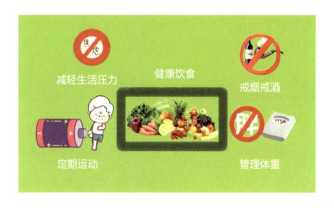

三 早期康复的理念与快速康复

现代医学推崇"早期康复"的理念,即尽早恢复适当的活动对于术后恢复至关重要。许多人误认为术后需要长期卧床休息,避免活动。事实上,过长时间的静止不动可能会导致肌肉萎缩、血栓形成及恢复延缓。科学研究表明,术后长期卧床静养反而不利于康复。通过早期适当的活动,如术后早期的慢走或站立,能够促进血液循环,可以提高心肺功能,增强肌肉力量,减轻心理压力,预防并发症。

此外,快速康复理念也鼓励患者在术后尽早恢复日常生活,如进行一些轻度家务、社交活动等,能够帮助其心理调节,减轻焦虑和抑郁。

四 心理健康的维护

冠心病手术不仅是身体上的挑战,对心理健康的影响同样不容忽视,术后患者常出现焦虑、抑郁等情绪问题。一些患者认为,术后只要身体

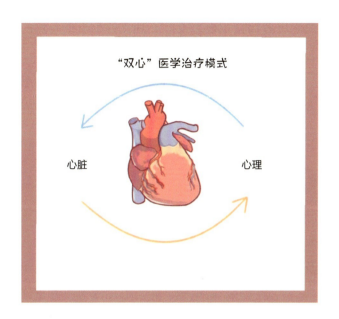

恢复，心理上的问题不需要关注。但实际上，焦虑和抑郁可能会影响康复进程，甚至增加心脏病复发的风险。因此，心理管理与身体康复同等重要。心理支持是康复计划中的重要组成部分。

情绪支持：患者在术后可能会面临康复压力，家人和朋友的支持能够显著帮助其缓解焦虑，有

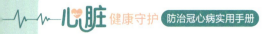

助于患者保持积极态度。心理支持小组或专业的心理咨询也有助于减轻患者的心理负担。

保持社交活动：术后适度的社交能够帮助患者恢复日常生活，减少孤独感，避免出现心理问题。

五 定期医学评估

手术后的定期医学评估对于长期康复非常重要。通过定期医学评估，医生能够监测心脏功能，及时调整药物治疗方案，并预防新的心脏问题。

心脏检查：心电图、超声心动图等检查是评估心脏功能恢复的重要手段。

实验室检测：定期检查血脂、血压和血糖，能够有效监控冠心病的风险因素，帮助患者预防二次发作。

总结 冠心病术后的恢复过程是一个持续、系统的过程,患者不仅需要依赖医护人员的帮助,还需要自己积极参与康复计划。早期康复、科学的生活方式调整及心理健康的维护,对于提高患者的生活质量、预防疾病复发至关重要。消除误区、采取科学的康复方法,能够让患者在术后重新获得健康生活的信心。通过现代的医疗技术和康复理念,患者可以实现更快、更有效的冠心病术后康复。

冠心病的常见并发症及其应对方法

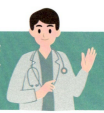

关键词

冠心病并发症、心力衰竭、心律失常、心肌梗死、脑卒中

适用人群

冠心病患者、心血管疾病高危人群

分级

中高级延伸阅读

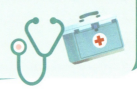

冠心病的常见并发症及其应对方法

冠心病的并发症不仅影响心脏功能，还可能危及生命。了解这些并发症及其早期信号，能帮助患者及时应对，采取有效治疗措施，从而减少并发症对健康的影响。本节将探讨几种常见的冠心病并发症，并提供针对性的治疗和预防建议，帮助患者和家属更好地管理疾病。

一 心力衰竭

心力衰竭是冠心病常见的并发症之一。当心脏因冠状动脉供血不足而无法有效泵血时，会导致全身供血不足。

症状：呼吸困难，下肢水肿，疲劳感增加，严重时甚至无法进行日常活动。

应对方法：心力衰竭的治疗通常包括使用血管紧张素转化酶抑制剂、β受体阻滞剂和利尿剂，同时患者需要减少盐分摄入，控制体重，并进行适量运动。

预防措施：保持血压、血糖和胆固醇水平在

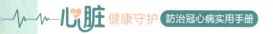

正常范围内,按照医生的指导进行药物治疗和生活方式调整。

二 心律失常

患者常出现心律失常,即心脏跳动过快、过慢或不规律。心律失常可由心肌缺血或受损引起,严重时可能导致心搏骤停。

症状:心悸,头晕,胸闷,昏厥或呼吸急促,严重者可能突然晕倒。

应对方法:轻度心律失常可通过药物控制,如抗心律失常药物。严重心律失常可能需要植入起搏器或除颤器,甚至进行导管消融术。

预防措施:定期检查心电图,控制好冠心病的危险因素,如高血压和糖尿病。避免剧烈运动,保持情绪稳定。

三 心肌梗死

心肌梗死是冠状动脉完全阻塞导致心肌坏死

的一种紧急情况。

症状：剧烈胸痛，疼痛可能扩散至左臂、背部或下巴。同时还可能伴随出冷汗、恶心、呼吸困难。

应对方法：应立即拨打急救电话，并在医生指导下服用阿司匹林、硝酸甘油等药物。在医院，通常会通过支架植入术或冠状动脉搭桥手术来恢复血流。

预防措施：严格管理冠心病危险因素，如控制血压、胆固醇和体重，定期进行心脏健康检查，有助于预防心肌梗死。

四 脑卒中

患者面临着较高的脑卒中风险，特别是当血栓从心脏或冠状动脉进入大脑动脉时，脑卒中会导致脑部血供中断。

症状：一侧肢体无力或麻木，言语困难，突然失明或视力模糊。脑卒中可能在短时间内导致瘫痪或严重后遗症。

应对方法：脑卒中发生时应立即就医，及时使用溶栓药物或进行手术介入是恢复脑部血流的关键。康复期可能需要长期的物理和语言治疗。

预防措施：控制血压、血脂、血糖水平，戒烟限酒，遵医嘱使用抗凝药物，能显著减少脑卒中的风险。

五 心搏骤停

心搏骤停是冠心病最危险的并发症，通常由严重的心律失常（如室颤）引起，导致心脏停止跳动。

症状：患者突然失去意识，呼吸停止，无法感知脉搏。

应对方法：立即进行心肺复苏和使用自动体外除颤器是救治心搏骤停患者的关键步骤。每一秒都至关重要，应迅速求助医疗专业人员。

预防措施：对于高危患者，进行植入型心律

转复除颤器治疗可以有效防止心搏骤停的发生。定期监测心脏功能也能帮助及时发现潜在问题。

六 误区案例

许多患者对冠心病的并发症存在一些误区，导致病情加重甚至错失治疗时机。

误区一：许多患者认为胸痛只是短暂的不适，没有重视早期的心肌梗死信号，延误了治疗。实际上，持续的胸痛需要引起高度重视，及时就医可避免严重后果。

误区二：有些患者认为术后恢复需要长时间卧床，忽略了早期康复锻炼的重要性。事实上，早期适当活动有助于恢复心肺功能，减少并发症的发生。

总结

冠心病的并发症种类多样且具有高度危险性,但通过早期识别、科学治疗和积极预防,患者可以大大降低并发症的发生率和严重性。定期进行健康检查、严格遵循医生的治疗方案、掌握急救知识,能够帮助患者及其家属有效应对突发状况,保护心脏健康并提高生活质量。

老年人与冠心病

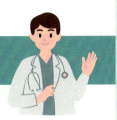

关键词

老年冠心病、心血管健康、老年人护理、预防冠心病、慢性病管理

适用人群

老年冠心病患者、心血管疾病高危人群、老年慢性病患者

分级

中高级延伸阅读

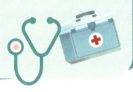

老年人患冠心病并不可怕。随着现代医学的发展，冠心病已经成为一种可以有效管理的慢性疾病。许多老年患者可以通过积极的生活方式调整、药物治疗和心理支持，与冠心病和平共处，享受高质量的晚年生活。将冠心病看作生命状态中的一部分，接受并管理它，有助于老年患者更好地面对这一挑战。

一 老年冠心病的特点

随着年龄增长，老年人的血管弹性下降、动脉硬化加剧，冠心病的发生率明显增加。老年人通常伴有其他慢性疾病，如高血压、糖尿病和血脂异常，这使得冠心病的治疗更为复杂。此外，老年人的代谢功能减退，药物的代谢和吸收也会有所不同。因此，老年冠心病的预防和管理需更加综合和个性化。

二 老年冠心病的症状表现

老年人的冠心病症状常常不典型，容易与其他健康问题混淆。例如，疲劳、呼吸急促、消化不良等容易被忽视或误认为是年龄增长的自然现象。相比典型的胸痛，老年患者的胸闷或胸痛往往较轻微。因此，老年人及其家属应特别警惕这些"隐形"症状，及时就医，以防错过早期诊断和治疗的机会。

三 老年冠心病的预防策略

健康饮食：老年患者应坚持低盐、低脂饮食，减少饱和脂肪酸和反式脂肪酸的摄入；增加蔬菜和水果的摄入，富含纤维和抗氧化剂的食物有助于降低胆固醇和血压，防止动脉粥样硬化；适量摄入蛋白质，如鱼类、豆类和瘦肉，可帮助维持肌肉质量，有益于心脏健康的维护。

定期锻炼：老年人应进行适量的有氧运动，如步行、广场舞、骑车等，每周至少 150 分钟，能有效提高心肺功能。力量训练也很重要,每周进行2次简单的力量训练可防止肌肉萎缩,维持代谢水平。

戒烟限酒:戒烟是预防冠心病的关键,戒烟能显著改善心血管功能,减少心脏病发作的风险;限制酒精摄入,建议不饮酒,且过量饮酒会加重心脏负担。

四 老年冠心病的管理措施

定期体检:老年人应定期体检,日常监测血压、血糖和血脂水平,可以及时发现异常情况,采取相应的措施。心电图和超声心动图等检查能帮助患者早期发现心脏问题,尤其是那些症状不明显的患者。

药物治疗:根据医生的指导,老年人常需使用降压药、降脂药和抗血小板药来降低心脏病发作的风险。老年人应严格遵守药物治疗计划,避免擅自调整药物剂量。药物的长期管理可显著减

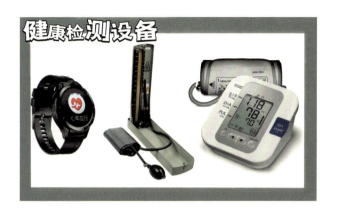

少心脏事件的发生。

并发症的预防与管理：老年患者容易并发心力衰竭、心律失常等问题。出现胸痛、呼吸困难等症状时，应及时就医。家属应为患者提供支持，帮助他们遵循健康的生活方式和定期服药，预防并发症的发生。

五 心理健康与冠心病管理

心理调适：老年人常伴有孤独、焦虑或抑郁，这些情绪会进一步加重心血管问题。保持乐观心态,与家人保持良好的沟通,能有效缓解心理压力。老年人可参与一些社交活动或兴趣小组,保持心理和社会的活跃性。

睡眠管理:保持充足的睡眠非常重要。良好的睡眠有助于减轻心脏负担,老年人应每天保持7~8小时的高质量睡眠。

冠心病对老年人来说并不可怕,它是老年阶段中可以被积极管理的一部分。通过健康饮食、适量运动、药物治疗及心理健康的维护,老年人能够很好地控制冠心病的进展,提升生活质量。家属和社会的支持也能帮助老年人更好地面对疾病,减少孤独感和焦虑情绪。与冠心病和平共处,享受健康而充实的晚年生活是完全可以实现的。

女性与冠心病

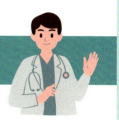

关键词

女性冠心病、性别差异、心血管风险、绝经、女性健康

适用人群

冠心病女性患者、女性高危人群、普通女性

分级

中高级延伸阅读

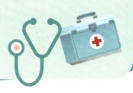

冠心病的女性患者具有一些独特的特点和风险因素，特别是在绝经后，心血管疾病的风险显著增加。由于女性患者的症状常常不典型，易被忽视或误诊，因此针对女性患者的预防和管理显得尤为重要。在饮食、情绪调节和更年期健康方面，女性需要特别注意。本节将探讨冠心病女性患者的独特性，帮助女性更好地预防和管理这一疾病。

一 女性患者的独特性

冠心病通常被认为是男性疾病，但随着年龄增长，女性的发病率显著增加，尤其是在绝经后。由于雌激素水平的下降，女性失去其对心血管系统的保护，动脉硬化和血压升高的风险增加。同时，女性患者的症状往往不如男性明显，容易被忽视或误诊。因此，绝经后的女性应特别关注心血管健康，定期进行体检。

二　女性患者的症状表现

女性患者的症状往往不同于男性的典型表现。虽然胸痛仍是主要症状之一，但许多女性会出现非典型症状。

疲劳和虚弱：这是女性患者的常见症状，容易被误认为是日常疲劳。

呼吸急促：在进行轻微活动时，女性患者可能会感到呼吸困难，尤其是在爬楼梯或散步时。

上腹不适或恶心：女性患者可能感到胃部不适或恶心，这些症状容易被误认为是消化系统问题。

三　女性患者的特殊危险因素

除了年龄和绝经后激素变化外，女性在特定的生理阶段还面临一些独特的冠心病风险。

妊娠并发症：妊娠高血压和妊娠期糖尿病会增加未来罹患冠心病的风险。

自身免疫性疾病：类风湿性关节炎和红斑狼

疮等疾病在女性中的发病率较高,这些疾病会增加冠心病的风险。

心理因素:女性更容易受到抑郁和压力的影响,情绪波动与冠心病的发病密切相关。女性应通过心理健康管理,减少情绪对心血管健康的负面影响。

四 针对女性患者的预防与管理

健康饮食:绝经后的女性应特别注意饮食结构,饮食调理不仅能帮助控制体重,还能保护心血管系统。建议多吃富含 ω-3 脂肪酸的食物,如深海鱼类、亚麻籽和坚果,这些食物有助于降低胆固醇,减少动脉粥样硬化的风险。

运动与体重管理:定期运动可以改善心脏健康。每周进行 150 分钟中等强度的有氧运动,如快走、骑自行车等,结合力量训练,有助于增强肌肉力量和心脏功能。绝经后的女性特别容易增加腹部脂肪,控制体重对降低冠心病风险非常重要。

心理健康管理：抑郁和焦虑对女性心脏健康影响显著，尤其是在经历更年期后，情绪调理变得尤为重要。冥想、瑜伽和深呼吸练习可以帮助女性放松，降低心理压力。女性还应通过与家人和朋友的交流，保持社交支持网络，减少孤独感和心理负担。

五 女性患者的治疗

女性患者的治疗与男性类似，但在个体化治疗方面需要特别注意。女性往往对某些药物的耐受性较差，因此医生可能需要调整药物剂量或选择更适合的药物。

药物治疗：常见的药物包括他汀类药物（用于降低胆固醇）、阿司匹林（用于防止血栓形成）和β受体阻滞剂（用于降低心脏负荷）。女性在服药期间需要定期监测是否出现副作用，并根据需要调整治疗方案。

个性化治疗：女性在治疗期间可能会出现不

同的副作用，医生应根据她们的具体需求，制定个性化治疗计划，确保药物和生活方式的有效结合。

女性的冠心病预防和治疗具有其独特性，特别是在绝经后，女性需要更关注饮食、运动和心理健康。通过了解冠心病的独特症状和危险因素，女性可以采取积极的预防措施，降低心血管疾病的发生率。同时，个性化的治疗和生活方式调整可以帮助女性更好地面对冠心病，享受健康而美好的生活。

慢性病与冠心病

慢性病与冠心病

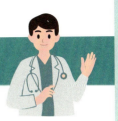

关键词

慢性病、冠心病、心血管风险、糖尿病、高血压、血脂异常、预防措施

适用人群

慢性病患者、冠心病高危人群、心血管疾病患者

分级

中高级延伸阅读

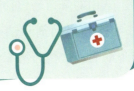

慢性病与冠心病密切相关，尤其是糖尿病、高血压和血脂异常等慢性病，这些疾病通过不同途径增加了患冠心病的风险。虽然许多患者通过药物和生活方式的调整有效管理了病情，但一些误区和不依从的行为仍然阻碍了治疗的有效性。本节将介绍慢性病与冠心病的关联、药物管理的重要性，以及常见误区和如何改善依从性。

一 糖尿病与冠心病

糖尿病患者需要严格控制血糖水平以降低患冠心病的风险。长期高血糖会损害血管内皮细胞，导致动脉硬化，增加心血管事件的发生。糖尿病患者的理想血糖是将糖化血红蛋白控制在 7% 以下，部分高风险患者应争取在 6.5% 以下。血糖波动较大或冠心病患者应采取更严密的监测和调整。

常用的降糖药包括二甲双胍、胰高血糖素样肽 –1 受体激动剂和钠 – 葡萄糖协同转运蛋白 2 抑制剂等。这些药物不仅控制血糖，还具有心血管保护作用。

常见误区：

误区一：吃大餐前加大药量。有些患者为了应对饮食过量，擅自增加降糖药物剂量，这是不正确的。降糖药物需要长期按医生建议服用，药物调整应由医生决定。

误区二：血糖正常就停药。部分患者血糖一旦恢复正常就认为不需要继续服药，事实上，糖尿病需要长期管理，停药会导致血糖波动，再次损害血管。

二 高血压与冠心病

高血压是冠心病的重要危险因素，长期高血压会损害动脉并加剧心脏负担。血压的有效控制可以显著减少冠心病和心肌梗死的风险。

高血压患者应将血压控制在 130/80 mmHg 以下，特别是伴随冠心病风险的患者，严格的血压管理可以有效减少心脏并发症。

常用的降压药包括：①血管紧张素转化酶抑制剂（如依那普利、赖诺普利），通过扩张血管降低血压。② β受体阻滞剂（如美托洛尔、比索洛尔），减少心脏负荷和心肌耗氧量，防止进一步损伤。③钙通道阻滞剂（如硝苯地平、维拉帕米），降低血压并改善心绞痛症状。

常见误区：

误区一：血压正常就不吃药了。许多患者血压恢复正常后便擅自停药，这样做可能导致血压再次升高，造成更大的血管损伤。长期不稳定的血压会对动脉血管造成不可逆的损害。

误区二：不坚持测量血压。患者往往忽略了定期监测血压的重要性。高血压在早期可能没有症状，但长期高血压会损伤血管，导致心血管疾病。如果等到身体明显不适才测量血压，可能为时已晚。

三 血脂异常与冠心病

高胆固醇，尤其是高低密度脂蛋白胆固醇，是冠心病的危险因素之一。血脂异常会导致动脉硬化，增加冠心病的风险。

患者应将低密度脂蛋白胆固醇控制在 70 mg/dL 以下。高密度脂蛋白保持在良好的水平（男性 > 40 mg/dL，女性 > 50 mg/dL）也能有效预防动脉硬化。

常用药是他汀类药物。他汀类药物（如阿托伐他汀、辛伐他汀）用于降低低密度脂蛋白胆固醇水平，并减少冠心病的复发风险。

常见误区：饮食调整后就能停用他汀类药物。虽然健康的饮食可以改善血脂，但对于血脂异常严重的患者，单靠调整饮食无法达到目标，药物治疗必不可少。

四 全面戒烟与限酒

戒烟：吸烟是冠心病的主要风险之一，它会损害血管内壁，增加血栓形成的风险。戒烟后，血管健康可以逐步恢复，心血管事件的风险大幅降低。因此，所有冠心病和慢性病患者必须完全戒烟。

限酒：过量饮酒会升高血压和血糖水平，导

致心脏负担加重。慢性病患者尤其是冠心病患者应完全戒酒,以避免进一步损伤心血管系统。

五 生活方式的调整与管理

健康饮食:慢性病患者应保持均衡饮食,摄入足够的蔬菜和水果,同时减少高糖、高脂肪和高胆固醇食物的摄入。

规律运动:建议患者每周进行至少150分钟的中等强度有氧运动(如快走、骑行等)。规律运动不仅有助于控制血压、血糖,还能改善整体健康状况。

体重管理:保持健康的体重可以减少心脏的负担,预防肥胖带来的心血管风险。体重管理的目标是将BMI控制在18.5~24.9范围内。

慢性病与冠心病

总结

慢性病患者若想有效预防冠心病，必须严格控制血糖、血压和血脂，戒烟限酒，并采取健康的生活方式。药物治疗应严格按照医生的指导进行，切勿擅自调整剂量或停药。定期的健康监测和坚持治疗，才能有效降低心血管并发症的发生风险，提高生活质量。

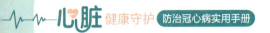

参考文献

王杨淦,梁芳.老年冠心病慢病管理指南[J].中西医结合研究,2023,15(1):30-42.

中华医学会心血管病学分会,中华心血管病杂志编辑委员会.中国慢性冠脉综合征患者诊断及管理指南[J].中华心血管病杂志,2024,52(6):589-614.

Akyuz A. Exercise and coronary heart disease[J]. Adv Exp Med Biol,2020,1228:169-179.

Arora M, ElSayed A, Beger B,et al.The impact of alcohol consumption on cardiovascular health: myths and measures[J].Glob Heart,2022,17(1):45.

Atwood J. Management of acute coronary syndrome[J]. Emerg Med Clin North Am,2022,40(4):693-706.

Becker A, Gaballa D, Roslin M,et al. Novel nutritional and dietary approaches to weight loss for the prevention of cardiovascular disease: ketogenic diet, intermittent fasting, and bariatric surgery[J]. Curr Cardiol Rep,2021,23(7):85.

Biddinger K J, Emdin C A, Haas M E,et al. Association of habitual alcohol intake with risk of cardiovascular disease[J].JAMA Netw Open, 2022,5(3):e223849.

参考文献

Blase K, Vermetten E, Lehrer P, et al. Neurophysiological approach by self-control of your stress-related autonomic nervous system with depression, stress and anxiety patients[J].Int J Environ Res Public Health, 2021,18(7):3329.

Cacciatore S, Spadafora L, Bernardi M,et al. Management of coronary artery disease in older adults: recent advances and gaps in evidence[J].J Clin Med,2023,12(16):5233.

El Khoudary S R, Aggarwal B, Beckie T M, et al.Menopause transition and cardiovascular disease risk: implications for timing of early prevention: a scientific statement from the american heart association[J].Circulation,2020,142(25):e506-e532.

Elmaleh-Sachs A, Schwartz J L, Bramante C T, et al.Obesity management in adults: a review[J]. JAMA,2023,330(20): 2000-2015.

Gentile F,Castiglione V,Caterina R D.et al. Coronary artery anomalies[J].Circulation,2021,144(12): 983-996.

Gino B, Siraj S, Peixoto M,et al. Comparing learning outcomes in cardiopulmonary resuscitation (CPR) and/or automated external defibrillator (AED) training for laypeople in face-to-face, online, and mixed training methods: an integrative literature review[J]. Cureus,2023,15(5):e38489.

Goebel M, Bledsoe J. Push notifications reduce emergency department response times to prehospital st-segment elevation myocardial infarction[J]. West J Emerg Med,2019,20(2):212-218.

Gornik H L, Persu A, Adlam D,et al. First international consensus on the diagnosis and management of fibromuscular dysplasia[J].Vasc Med,2019,24, (2): 164-189.

Hahad O, Kuntic M, Kuntic I,et al. Tobacco smoking and vascular biology and function: evidence from human studies[J]. Pflugers Arch,2023,475(7):797-805.

Hardiman S C, Villan Villan Y F, Conway J M,et al. Factors affecting mortality after coronary bypass surgery: a scoping review[J]. J Cardiothorac Surg,2022,17(1):45.

Houck P. Pathophysiology of spontaneous coronary artery dissection determines anticoagulation strategy[J]. Cureus, 2021,13(8):e17437.

Jia S, Liu Y, Yuan J. Evidence in guidelines for treatment of coronary artery disease[J]. Adv Exp Med Biol,2020,1177:37-73.

Jia X, Zhang P, Meng L,et al. The association between smoking exposure and endothelial function evaluated using flow-mediated dilation values: a meta-analysis[J]. BMC Cardiovasc Disord,202424(1):292.

Kite T A, Ladwiniec A, Arnold J R, et al.Early invasive versus non-invasive assessment in patients with suspected non-ST-elevation acute coronary syndrome[J].Heart,2022, 108(7):500-506.

Kologrivova I V, Suslova T E, Koshelskaya O A,et al.Intermediate monocytes and circulating endothelial cells: interplay with severity of atherosclerosis in patients with coronary artery disease and type 2 diabetes mellitus[J].Biomedicines,2023, 11(11):2911.

Lawton J S, Tamis-Holland J E, Bangalore S, et al. 2021 ACC/AHA/SCAI guideline for coronary artery revascularization: executive summary: a report of the American College of Cardiology/American Heart Association Joint Committee on Clinical Practice Guidelines[J]. Circulation,2022,145(3):e4-e17.

Lichtenstein A H, Appel L J, Vadiveloo M,et al. 2021 dietary guidance to improve cardiovascular health: a scientific statement from the american heart association[J]. Circulation, 2021,144(23):e472-e487.

Nash M S, Farkas G J, Tiozzo E, et al. Exercise to mitigate cardiometabolic disorders after spinal cord injury[J]. Curr Opin Pharmacol,2022,62:4-11.

Nayor M, Brown K J, Vasan R S. The molecular basis of predicting atherosclerotic cardiovascular disease risk[J]. Circ Res,2021, 128(2):287-303.

Oikonomou E, Xenou M, Zakynthinos G E,et al. Novel approaches to the management of diabetes mellitus in patients with coronary artery disease[J].Curr Pharm Des,2023, 29(23):1844-1862.

Ommen S R, Mital S, Burke M A,et al.2020 AHA/ACC guideline for the diagnosis and treatment of patients with hypertrophic cardiomyopathy: executive summary: a report of the American College of Cardiology/American Heart Association Joint Committee on Clinical Practice Guidelines[J]. Circulation,2020, 142(25):e533-e557.

Ott C, Schmieder R E. Diagnosis and treatment of arterial hypertension 2021[J]. Kidney Int, 2022,101(1):36-46.

Peet C, Ivetic A, Bromage D I,et al. Cardiac monocytes and macrophages after myocardial infarction[J].Cardiovasc Res, 2020,116(6):1101-1112.

Pollack C V, Amin A, Wang T,et al.Contemporary NSTEMI management: the role of the hospitalist[J]. Hosp Pract (1995), 2020,48(1):1-11.

Rajendran A, Minhas A S, Kazzi B, et al. Sex-specific differences in cardiovascular risk factors and implications for cardiovascular disease prevention in women[J]. Atherosclerosis, 2023, 384:117269.

Riegel B, Westland H, Iovino P,et al.Characteristics of self-care interventions for patients with a chronic condition: A scoping review[J].Int J Nurs Stud. 2021,116:103713.

Sasaki K I, Fukumoto Y. Sarcopenia as a comorbidity of cardiovascular disease[J]. J Cardiol. 2022,79(5):596-604.

Shamaki G R, Markson F, Soji-Ayoade D, et al. Peripheral artery disease: a comprehensive updated review[J]. Curr Probl Cardiol,2022,47(11):101082.

Sharma A N, Deyell J S, Sharma S N, et al.Role of and recent evidence for antiplatelet therapy in prevention of cardiovascular disease in diabetes[J]. Curr Cardiol Rep,2019,21(8):78.

Shi W, Ghisi G L M, Zhang L,et al. Systematic review, meta-analysis and meta-regression to determine the effects of patient education on health behaviour change in adults diagnosed with coronary heart disease[J]. J Clin Nurs,2023, 32(15-16):5300-5327.

Stone P H, Libby P, Boden W E. Fundamental pathobiology of coronary atherosclerosis and clinical implications for chronic ischemic heart disease management-the plaque hypothesis: a narrative review[J]. JAMA Cardiol,2023,8(2):192-201.

Tamaki N, Manabe O. Current status and perspectives of nuclear cardiology[J]. Ann Nucl Med,2024,38(1):20-30.

Thakare V S, Sontakke N G, Wasnik P Sr,et al.Recent advances in coronary artery bypass grafting techniques and outcomes: a narrative review[J]. Cureus,2023,15(9):e45511.

Tokgozoglu L,Kayikcioglu M.Familial hypercholesterolemia: global burden and approaches[J]. Curr Cardiol Rep,2021, 23(10):151.

Tsutsui R S, Sammour Y, Kalra A,et al. Excimer laser atherectomy in percutaneous coronary intervention: a contemporary review[J]. Cardiovasc Revasc Med,2021,25:75-85.

Tyebally S, Sia C H, Chen D,et al.The intersection of heart failure and cancer in women: a review[J].Front Cardiovasc Med, 2024,11:1276141.

Vasiljevic-Pokrajcic Z, Krljanac G, Lasica R,et al.Gender disparities on access to care and coronary disease management[J].Curr Pharm Des,2021,27(29):3210-3220.

White P, Abbey S, Angus B, et al . Anomalies in the review process and interpretation of the evidence in the NICE guideline for chronic fatigue syndrome and myalgic encephalomyelitis[J]. J Neurol Neurosurg Psychiatry,2023, 94(12):1056-1063.

Wong N D,Sattar N.Cardiovascular risk in diabetes mellitus: epidemiology, assessment and prevention. Nature reviews[J]. Cardiology,2023,20 (10): 685-695.

Zoccali C, Mallamaci F, Adamczak M,et al. Cardiovascular complications in chronic kidney disease: a review from the European Renal and Cardiovascular Medicine Working Group of the European Renal Association[J]. Cardiovasc Res,2023,119(11):2017-2032.

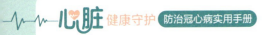

附录 健康词条

基于冠心病发病原理,以下是构建的一套结构完整的健康词条框架,内容涵盖冠心病的基础知识、预防措施、常见并发症及治疗等方面。

1. 冠心病

概述:冠状动脉粥样硬化性心脏病,简称冠心病,是由冠状动脉内斑块沉积引发的动脉硬化所致,导致心肌供血不足。冠心病是全球范围内导致死亡和致残的主要原因之一。该病逐渐进展,若未及时干预,可导致心肌梗死甚至心力衰竭。

发病机制:冠心病的核心病理机制是冠状动脉内的动脉粥样硬化斑块形成。这些斑块由胆固醇、脂肪和其他物质构成,逐渐增大并引起血管狭窄,限制心肌的血液供应。当血流受阻时,心脏无法得到足够的氧气,导致心绞痛或心肌缺血。如果斑块破裂,可能会形成血栓,完全阻塞冠状动脉,导致心肌梗死。

风险因素:冠心病的风险因素分为可控和不可控两类。不可控因素包括年龄、性别(男性风险较高)及家族病史等。

可控因素则包括吸烟、高血压、糖尿病、高胆固醇、不健康饮食、肥胖和缺乏运动等。通过积极控制可控风险因素，个人可以显著降低患病风险。

预防与管理：冠心病的预防包括戒烟、保持健康体重、均衡饮食和定期锻炼。药物治疗也非常关键，常用的药物包括他汀类药物、β受体阻滞剂和抗血小板药物。对于严重的冠心病患者，可能需要接受介入手术或冠状动脉搭桥术。

2. 心肌梗死

概述：心肌梗死，俗称心脏病发作，是冠心病的严重并发症之一。它通常由冠状动脉完全堵塞导致心肌的血液供应中断，心肌因缺血而发生不可逆的坏死。

发病机制：心肌梗死的发生通常与冠状动脉斑块破裂有关。当斑块破裂后，血小板会在破损处聚集，形成血栓，阻塞血流。阻塞时间越长，心肌损伤越严重，可能导致永久性心功能损害。

典型症状：心肌梗死的典型症状包括剧烈、持续的胸痛，疼痛感通常位于胸骨后方，放射至左臂、背部、颈部或下巴。伴随症状可能包括出冷汗、恶心、呕吐、头晕、呼吸困难等。部分患者（特别是老年患者、糖尿病患者）可能出现无痛性心肌梗死，症状不典型。

急救与治疗：心肌梗死是医疗急症，快速应对至关重要。急救措施包括拨打急救电话、让患者停止活动并服用阿司匹林等药物。专业医疗团队可能会使用溶栓药物、行冠状动脉支架置入术或冠状动脉搭桥术，恢复血流。长期治疗包括抗血小板药物、他汀类药物及 β 受体阻滞剂等。

3. 高血压与冠心病的双重风险

概述：高血压是冠心病的重要危险因素之一。长期未控制的高血压会对动脉壁造成损伤，促使动脉粥样硬化斑块的形成，从而增加冠心病和心脏病发作的风险。控制血压对于预防冠心病及其并发症至关重要。

发病机制：高血压会增加心脏的工作负荷，使动脉壁变厚、变硬，导致血管弹性下降，动脉变得狭窄。血管内斑块的形成和血压升高共同作用，显著增加冠状动脉阻塞的风险。动脉狭窄减少心肌的供血，使冠心病的发生率显著增加。

症状与危害：高血压通常没有明显症状，被称为"无声杀手"。但长期高血压会导致严重的心血管并发症，如心绞痛、心力衰竭、心律失常和心肌梗死等。此外，高血压还会损害肾脏、视网膜等器官，增加脑卒中的风险。

管理策略：高血压的管理包括药物治疗和生活方式调整。降压药物（如血管紧张素转化酶抑制剂、钙通道阻滞剂、利尿剂等）在控制血压和预防冠心病并发症方面发挥着重要作用。健康饮食、控制盐的摄入、定期运动和戒烟也是关键的预防措施。

4. 糖尿病与冠心病的相互影响

概述：糖尿病患者患冠心病的风险远高于非糖尿病患者。长期高血糖会损害血管内壁，导致动脉粥样硬化加速，增加心脏病的发病率。因此，糖尿病的控制与冠心病的预防息息相关。

糖尿病对心血管系统的影响：高血糖会损伤血管内皮，加速动脉粥样硬化。此外，糖尿病患者通常伴随高血压和高血脂，这些因素共同作用，极大地增加了冠心病风险。

并发症与危险信号：糖尿病患者的冠心病症状通常较为隐匿，容易被忽视。典型的胸痛可能不明显，反而表现为疲劳、呼吸急促或恶心。无痛性心肌缺血在糖尿病患者中较为常见，增加了诊断和治疗的复杂性。

防治策略：糖尿病患者需严格控制血糖、血压和血脂，降低冠心病的发病率。常用的药物治疗包括降糖药（如二甲双胍）、他汀类药物和抗血小板药物。饮食控制、定期锻炼和体重管理同样是重要的预防措施。

5. 冠心病的药物治疗：药物类型及作用机制

概述：冠心病的药物治疗是管理心血管风险、延缓病情进展的主要方式。常用药物包括抗血小板药物、他汀类药物、β受体阻滞剂、血管紧张素转化酶抑制剂等,每类药物在预防心脏事件和缓解症状方面各有不同作用。

抗血小板药物:阿司匹林和氯吡格雷是常用的抗血小板药物,通过抑制血小板聚集,减少血栓形成的风险。阿司匹林常用于长期预防心脏病发作,而氯吡格雷则在支架植入后的患者中广泛使用。

他汀类药物:他汀类药物通过降低低密度脂蛋白胆固醇水平,减少动脉粥样硬化斑块的形成。长期服用他汀类药物可以显著降低心脏病和脑卒中的发病率。

β受体阻滞剂:β受体阻滞剂通过减慢心率、降低心脏耗氧量,有助于缓解心绞痛,减少心脏病发作的风险。这类药物通常用于已确诊冠心病的患者,特别是在心肌梗死后。

其他药物:血管紧张素转化酶抑制剂和血管紧张素Ⅱ受体阻滞剂通过扩张血管、降低血压,减少心脏负担,适用于高血压和糖尿病患者。此外,硝酸甘油等药物可用于缓解急性心绞痛症状。

6.冠心病患者的健康生活方式指南

概述:冠心病的预防和管理不仅依赖于药物治疗,健康的生活方式也是降低心血管疾病风险的关键。通过饮食控制、定期运动、戒烟限酒，患者可以显著改善心脏健康，提高生活质量。

健康饮食：患者应遵循低盐、低脂、低胆固醇的饮食原则。增加全谷物、蔬菜、水果的摄入，选择健康脂肪（如橄榄油、坚果），减少加工食品的摄入，有助于控制胆固醇水平，预防动脉粥样硬化。

定期锻炼：定期进行中等强度的有氧运动（如快走、骑车、游泳）可以增强心脏功能，改善血液循环。每周150分钟的运动是理想的目标。此外，力量训练也有助于提高代谢率，帮助控制体重。

戒烟限酒：吸烟、饮酒是冠心病的重要风险因素，戒烟限酒能显著减少心脏病发作的风险。

压力管理：长期压力会对心脏产生负面影响，患者应通过冥想、瑜伽、深呼吸等方式调节情绪，减轻压力。此外，保持积极的社交生活和寻求心理支持也是维持心脏健康的重要手段。

以上这些词条围绕冠心病的基础知识、常见并发症、治疗方案及生活方式管理等方面，提供了全面的健康科普信息，能够帮助读者理解和预防冠心病。